AF704874

150 Jahre
Kohlhammer

Meike Schwermann

Schmerzmanagement bei chronischen Schmerzen

Leitfaden für die Pflegepraxis

Verlag W. Kohlhammer

Dieses Werk einschließlich aller seiner Teile ist urheberrechtlich geschützt. Jede Verwendung außerhalb der engen Grenzen des Urheberrechts ist ohne Zustimmung des Verlags unzulässig und strafbar. Das gilt insbesondere für Vervielfältigungen, Übersetzungen, Mikroverfilmungen und für die Einspeicherung und Verarbeitung in elektronischen Systemen.

Die Wiedergabe von Warenbezeichnungen, Handelsnamen und sonstigen Kennzeichen in diesem Buch berechtigt nicht zu der Annahme, dass diese von jedermann frei benutzt werden dürfen. Vielmehr kann es sich auch dann um eingetragene Warenzeichen oder sonstige geschützte Kennzeichen handeln, wenn sie nicht eigens als solche gekennzeichnet sind.

Es konnten nicht alle Rechtsinhaber von Abbildungen ermittelt werden. Sollte dem Verlag gegenüber der Nachweis der Rechtsinhaberschaft geführt werden, wird das branchenübliche Honorar nachträglich gezahlt.

1. Auflage 2017

Alle Rechte vorbehalten
© W. Kohlhammer GmbH, Stuttgart
Gesamtherstellung: W. Kohlhammer GmbH, Stuttgart

Print:
ISBN 978-3-17-030887-9

E-Book-Formate:
pdf: ISBN 978-3-17-030888-6
epub: ISBN 978-3-17-030889-3
mobi: ISBN 978-3-17-030890-9

Für den Inhalt abgedruckter oder verlinkter Websites ist ausschließlich der jeweilige Betreiber verantwortlich. Die W. Kohlhammer GmbH hat keinen Einfluss auf die verknüpften Seiten und übernimmt hierfür keinerlei Haftung.

Inhalt

Einleitung

Chronische Schmerzen bedeuten für die Betroffenen häufig eine tiefgreifende Einschränkung. Ihr Alltag kann geprägt sein durch Isolation, Angst, Bedrohung, Stress und der mühsamen Aufrechterhaltung eines Mindestmaßes an Lebensaktivität. Menschen mit chronischen Schmerzen haben in vielen Fällen lange Leidensgeschichten hinter sich, die durch eine Unter- oder Fehlversorgung im Gesundheitswesen geprägt sind.

Die Aussagen über die Häufigkeit chronischer Schmerzen in Deutschland basieren nach der Deutschen Schmerzliga e. V. (2013, S. 3) bislang auf Studien aus anderen westlichen Industrienationen und internationalen Analysen, die teilweise auch deutsche Untersuchungen berücksichtigen. Etwa 12 bis 15 Millionen Menschen in Deutschland – bis zu einem Viertel der Bevölkerung – leiden demnach unter chronischen, länger andauernden oder wiederkehrenden Schmerzen. Ein Drittel dieser Patienten, etwa fünf Millionen, sind stark beeinträchtigt in ihrer Lebensfreude und -qualität. Sie haben problematische Schmerzzustände: Ihr Leiden hat sich verselbstständigt und gilt als eigenständige Schmerzkrankheit. »Normale Ärzte stufen die Leiden dieser Patienten nicht selten als therapieresistent ein, obwohl auch ihre Qualen durch eine moderne Behandlung zumindest gelindert werden könnten« (Deutsche Schmerzliga e. V., 2013, S. 3). Untersuchungen für das Europäische Weißbuch Schmerz (Pain Proposal) ergaben: 43 % der Patienten mit Chronischen Schmerzen müssen hierzulande länger als ein Jahr warten, bis ihre Diagnose gestellt und eine geeignete Therapie eingeleitet wird – bei vielen dauert es bis zu fünf Jahre oder länger. Chronische Schmerzen verursachen neben dem individuellen Leid hohe volkswirtschaftliche Kosten, die in Deutschland jährlich bei 38 Milliarden Euro liegen.

28 Milliarden Euro davon entstehen allein durch Arbeitsunfähigkeit und Berentung (Initiative Wege aus dem Schmerz, 2010, S. 9).

Die International Association for the Study of Pain (IASP) definiert Schmerz als

> »unangenehme sensorische und emotionale Erfahrung […], die mit tatsächlicher oder potentieller Gewebsschädigung zusammenhängt oder in Worten einer solchen Schädigung beschrieben wird« (Merskey & Bogduk 1994 in: Flor, 2011, S. 90).

Basierend auf der Erkenntnis, dass Schmerzen das physische, psychische und soziale Wohlbefinden und somit die Lebensqualität des Betroffenen und seiner Angehörigen beeinflussen, wurden die Expertenstandards vom DNQP (2011, 2014) entwickelt, um einen pflegerischen Beitrag zum Schmerzmanagement zu beschreiben.

Der vom DNQP (2014) entwickelte Expertenstandard »Schmerzmanagement in der Pflege bei chronischen Schmerzen« stellt strukturelle Voraussetzungen, den Prozess des pflegerischen Schmerzmanagements sowie Ergebniskriterien dar, die notwendig sind, um ein wissenschaftsbasiertes Schmerzmanagement umsetzen zu können. Der Expertenstandard ist für das pflegerische Schmerzmanagement von Menschen mit Tumorschmerzen und mit nicht-tumorbedingten chronischen Schmerzen, wie z. B. Rheuma, Arthritis, Rückenschmerzen, Kopfschmerzen oder somatoformen Schmerzstörungen entwickelt. Er bezieht sich auf alle Altersgruppen und ist für alle Settings (Krankenhaus, ambulante Pflege, Altenheim oder auch Hospiz) umsetzbar. In der Entwicklung des Expertenstandards wurden 28 internationale systematisch recherchierte Leitlinien einbezogen (Doll, 2014, S. 262–263).

Das Ziel des Expertenstandards liegt darin begründet, die Schmerzwahrnehmung der Pflegefachkräfte zu verbessern und die Zeit zwischen dem Auftreten von Schmerzen und deren Linderung durch ein individuell angepasstes Schmerzmanagement zu verkürzen.

> *»Die Chronifizierung von Schmerzen wird aktuell nicht mehr nur als ein zu einem aktuellen Zeitpunkt eintretender Zustand diskutiert, sondern der Übergang wird mehr und mehr als fließend und am individuellen Schmerz- und Krankheitserleben ausgerichtet« (DNQP, 2014, S. 22).*

Pflege spielt im multiprofessionellen Kontext eine zentrale Rolle im Management chronischer Schmerzen und soll aktiv dazu beitragen, die Erfahrungen der Betroffenen von Unter- und Fehlversorgung zu durchbrechen.

Die Umsetzung der Expertenstandards zum Schmerzmanagement in der Pflege bei akuten/chronischen Schmerzen erfordern von den Pflegekräften Expertenwissen. Das bedarf institutioneller Rahmenbedingungen, die den Mitarbeitern die sachlichen, aber auch die personalen und zeitlichen Ressourcen zur Verfügung stellen. Nur auf dieser Grundlage ist eine fundierte und zielgruppenorientierte Schmerzanamnese, die Koordination der Umsetzung der medikamentösen und nicht-medikamentösen Schmerztherapie, die Evaluation der Wirksamkeit der Maßnahmen sowie die Anleitung, Schulung und Beratung der Betroffenen zu ermöglichen.

Des Weiteren – und hier gibt es noch enormen Entwicklungsbedarf – erfordert es die Bereitschaft der anderen Professionen im multiprofessionellen Team, dass die qualifizierten (und in Zukunft zum Teil auch akademisierten) Pflegekräfte als Experten anerkannt werden und ihre Expertise und die Koordination des wissenschaftsbasierten Schmerzmanagements in die Behandlung maßgeblich mit einfließt.

In diesem Buch werden die Anforderungen an das Schmerzmanagement in der Pflege bei chronischen Schmerzen auf der Grundlage des Expertenstandards (DNQP, 2014) dargestellt.

Dabei werden die ethischen Grundlagen und das pflegerische Selbstverständnis in Bezug auf das pflegerische Schmerzmanagement sowie in Studien ermittelte Versorgungsprobleme dargestellt, die gängigsten Instrumente zur Schmerzerfassung und zur Evaluation der Schmerztherapie erläutert und kritisch diskutiert.

Möglichkeiten der medikamentösen und nicht-medikamentösen Schmerztherapie bei chronischen Schmerzen werden aufgeführt und die Anforderungen an die Patientenedukation sowie die multiprofessionelle Zusammenarbeit genannt.

Abschließend werden Qualifikationsmöglichkeiten, Projekte und Zertifizierungsverfahren zur Umsetzung eines fundierten multiprofessionell-orientierten Schmerzmanagements vorgestellt.

1 Ethische und gesetzliche Rahmenbedingungen

Chronische Schmerzen bleiben eine Herausforderung für alle Beteiligten. In vielen Fällen können sie auch mit fundierten Therapieansätzen nicht vollständig gelindert werden. Das Ziel des Schmerzmanagements ist es, dass mit dem Schmerz lebenswert gelebt werden kann und nicht gegen ihn gearbeitet werden muss.

> »Der Anspruch auf Schmerztherapie ist ein Menschenrecht« (EFIC, Human Rights Watch 2009, zitiert nach Deutsche Schmerzgesellschaft e. V., 2012). »Der Sicherstellung der Therapie akuter und chronischer Schmerzen gebührt daher eine hohe Priorität im Gesundheitswesen« (Chief Medical Officer UK 2009, zitiert nach Deutsche Schmerzgesellschaft e. V., 2012).

Um die qualifizierte Versorgung chronisch schmerzbetroffener Menschen zu gewährleisten, braucht es in Deutschland vermehrt ein konzeptionelles Vorgehen mit integrativen, aufeinander abgestimmten Therapiemaßnahmen in Form multimodaler Therapiekonzepte.

Erläuterung Multimodale Schmerztherapie

(Lat.) Multi = viele/modal = Arten (der Behandlung)

Bei einem interdisziplinären multimodalen Therapiekonzept geht es um die Entwicklung körperlicher, gedanklicher und verhaltensbezogener Bewältigungsstrategien unter Begleitung eines multiprofessionellen Teams. Dabei wird die symptomatische Behandlung chronischer Schmerzen verlagert zur Therapie mit körperlichen, psychischen und sozialen Behandlungsschwerpunkten.

Multimodale Programme stehen unter ärztlicher Leitung und enthalten medizinische, psychologische, physiotherapeutische und sporttherapeutische Behandlungseinheiten. In regelmäßigen Teambesprechungen unter Teilnahme aller Professionen werden die individuellen Ziele sowie die Evaluation des jeweiligen Behandlungskonzeptes gemeinsam abgesprochen (Thomm, 2011, S. 25).

Eine umfassende Versorgung kann nur gelingen, wenn eine schmerzmedizinische multiprofessionell orientierte Expertise flächendeckend zur Verfügung steht, um jene Patienten zu identifizieren, bei denen schmerztherapeutische Frühinterventionen eine Chronifizierung verhindern können. Hierzu braucht es eine abgestufte Versorgung mit Hausärzten als Primärversorger, aber auch die Umsetzung deutlicher Richtlinien für die Weiterüberweisung der Betroffenen, die eine leitlinienorientierte Versorgung ermöglichen. Die Ethikcharta der Deutschen Schmerzgesellschaft e. V. wird derzeit überarbeitet und steht in keiner Fassung zur Verfügung. Sie erhebt den Anspruch der Betroffenen auf eine, dem aktuellen Wissensstand angepasste, Schmerzbehandlung. Ebenso ist darin verankert, dass jeder Mensch mit Schmerzen einen Anspruch auf eine sorgfältige Untersuchung der Schmerzursachen sowie auf umfassende Diagnostik und Therapie unter Einschluss psychologischer, psychiatrischer und sozialer Aspekte hat. Auch ist dort manifestiert, dass der chronische Schmerz als bio-psycho-soziale Erkrankung ein interdisziplinäres Vorgehen erfordert (DGSS, 2007 in: Schwermann, 2016, S. 12).

Im SGB XI, § 11 ist die Umsetzung von Expertenstandards und Qualitätsprüfungen von Pflegeeinrichtungen geregelt. Die Sozialgesetzbücher legen die Zuständigkeiten der Kostenübernahme im Falle des behandlungsbedürftigen chronischen Schmerzes fest. Neben dem SGB V und XI werden in vielen Fällen auch Leistungen aus der Renten- (SGB VI) und der Unfallversicherung 7SGB VII) bezogen.

Hall et al. (2009 in: Dietl & Korcak, 2011, S. 122) stellen in Ihrer Veröffentlichung die zwei wesentlichen ethischen und rechtlichen Elemente der Schmerzbehandlung auf: Das Recht auf Schmerzbehandlung und die Arzt-Patient-Beziehung. Nach Hall et al. gibt es bislang weder rechtliche noch ethisch geschaffene Versorgungsverpflichtungen außerhalb der traditionellen Arzt-Patient-Beziehung.

Aufgrund der fehlenden allgemeinen Verpflichtung gibt es kein allgemeines Recht, das in Anspruch genommen werden kann.

Laut Bericht des Deutschen Instituts für Medizinische Dokumentation und Information (DIMDI) sind bei einer angemessenen Versorgung chronischer Schmerzen sozialmedizinische und ethische Aspekte auf der Makro-, Meso- und Mikroebene zu unterscheiden.

> »Auf der Makroebene ist zu berücksichtigen, dass Patienten ein Recht auf eine ausreichende und individuell angemessene Schmerztherapie zu garantieren ist. Palliativmedizinische Versorgung ist als ein Grundrecht aller Sterbenskranker zu verstehen. Auf der Mesoebene ist zu beachten, dass die Pflege und Betreuung Sterbenskranker in besonderem Maß nicht nur klinische, sondern auch ethische Kompetenz, Kommunikation und interdisziplinäre Zusammenarbeit erfordert. Auf der Mikroebene ist zu bedenken, dass besondere Aufmerksamkeit den vulnerablen Patientengruppen gilt, wie z. B. Neugeborenen, Kindern und Jugendlichen sowie alten und mental eingeschränkten Patienten« (Dietl & Korcak, 2011, S. 122).

Aus dieser Analyse heraus begründet sich u. a. die Notwendigkeit evidenzbasierter schmerztherapeutischer Maßnahmen auf der Mikro-, der Meso- und der Makroebene. Durch eine differenzierte Überprüfung der Versorgungsmaßnahmen kann einer Über-, Unter- oder Fehlversorgung entgegengewirkt werden.

Darüber hinaus kann durch ein ausführliches Pflegeassessment im Bereich der kurativen und palliativen Versorgung eine Über-, Unter- oder Fehlversorgung vermieden werden (Dietl & Korcak, 2011, S. 124), da oft, wie die Analyse der Opiatversorgung im DIMDI-Bericht zeigt, sowohl eine Über- als auch eine Unterversorgung besteht.

Für alle beteiligten Berufsgruppen sind Verbesserungen der Aus-, Fort- und Weiterbildung anzustreben. So bedarf es einer einheitlichen Regelung für das Berufsfeld der Schmerztherapeuten, die über die Zusatzbezeichnung »Spezielle Schmerztherapie« hinausgeht. Es bedarf einer fachübergreifende Versorgung von chronischen Schmerzpatienten. Des Weiteren wird die Einrichtung der Fächer Palliativmedizin für angehende Ärzte und Palliativpflege für angehende Pflegefachkräfte empfohlen (Dietl & Korcak, 2011, S. 124). Im Bereich der Pflege sind die Pflegeforschung sowie die Akademisierung der Pflegeberufe voranzutreiben. Hierbei ist es notwendig, spezialisierte Pflegekräfte auszubilden, die in der Lage sind, die Situation der Schmerzpatienten umfassend zu verstehen und die momentane defizitäre Versorgung chronisch Schmerzbetroffener zu verbessern (Dietl & Korcak, 2011, S. 124).

In der Versorgung von Menschen mit chronischen Schmerzen dient es neben der Förderung der Lebensqualität der Betroffenen der Kosteneffektivität, wenn eine multimodale Schmerztherapieversorgung multiprofessionell und sektorenübergreifend angeboten wird, um der derzeitigen Unter- und Fehlversorgung entgegenzuwirken (▶ Abb. 1).

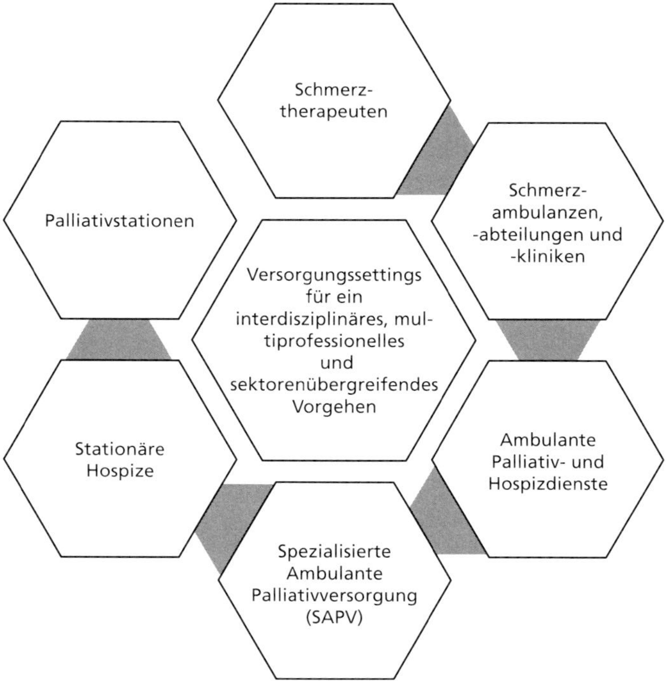

Abb. 1: Versorgung von Menschen mit chronischem Schmerz in Deutschland (in Anlehnung an DNQP, 2014, S. 60)

Das bedeutet, dass Mitglieder verschiedener Fachdisziplinen (Ärzte, Pflegekräfte, Therapeuten, Psychologen und Apotheker) gemeinsam individuell angepasste Kombinationen verschiedener Schmerzbehandlungen in regelmäßigen Schmerzkonferenzen abstimmen, umsetzen und evaluieren. Die Palliativversorgung zeigt hier bereits modellhaft, wie Palliativpflegekräfte in die multiprofessionelle Versorgung mit assistierender, unterstützender und beratender Funktion in das Symptommanagement integriert werden können (DNQP, 2014, S. 60).

2 Schmerz und Schmerzerleben bei Chronifizierung

Die bevölkerungsbezogene Häufigkeit chronischer Schmerzen liegt nach DNQP (2014, S. 78) bei 17 %, Prävalenzwerte sind aufgrund sehr heterogener Definitionen und Befragungsmethoden nicht vergleichbar.

Die Definitionen zum chronischen Schmerz sind in der Fachliteratur und den Leitlinien sehr heterogen.

In der Leitlinie der Deutschen Gesellschaft für Allgemeinmedizin und Familienmedizin (DEGAM, 2013) werden Patienten mit Schmerzen nicht tumorbedingter Ursache in der Definition der Zielgruppe aufgeführt, wenn ihre Schmerzen drei Monate und länger anhalten.

Eine Abgrenzung sowie ein genauer Beginn der Chronifizierung ist kaum festzulegen und immer abhängig vom individuellen Schmerzbild. Des Weiteren bezieht sich das DNQP im Expertenstandard auf eine aktuelle Veröffentlichung der IASP (Flor & Tork, 2011 in: DNQP, 2014, S. 64), in der die Autoren das Fehlen behandelbarer pathologischen Ursache sowie einen festen Trennwert für die Dauer der Chronifizierung kritisieren. Chronischer Schmerz ist demnach auch durch eine geringer ausgeprägte Pathologie und längere Dauer geprägt sowie durch psychologische Faktoren, die das chronische Schmerzerleben stärker beeinflussen, als es bei akuten Schmerzerleben der Fall ist.

Chronischer Schmerz beeinträchtigt den Betroffenen physisch (Mobilitätsverlust und Funktionseinschränkung), psychisch-kognitiv (Befindlichkeit, Stimmung und Denken) und sozial. Die Zusammenhänge in Bezug auf die Chronifizierung sind sehr anspruchsvoll, weil Schmerz sich im Zentralnervensystem einbrennen kann: Es entsteht das so genannte Schmerzgedächtnis. Das Nervensystem ist durch ständige Schmerzreize überempfindlich geworden und reagiert danach selbst auf harmlose Reize – etwa Berührungen – mit Schmerzsignalen. Die körpereigene Schmerzkontrolle, das Endorphin-System, kann das Geschehen nicht mehr ausreichend dämpfen und kontrollieren. Darum laufen Patienten mit chronischen Schmerzen oft von Arzt zu Arzt, ohne dass eine direkte Ursache diagnostizierbar ist (Deutsche Schmerzliga e. V., 2013, S. 2).

Bei chronischen Schmerzen sind Nozizeptoren nicht immer beteiligt, manchmal aber sind diese in ihrer Funktion durch Gewebeschädigung oder zentrale Rückkoppelung (reversibel oder irreversibel) verändert. Chronische Schmerzen haben ihre Warn- und Schutzfunktion für den Organismus verloren. Ob Schmerzen bei einer Person chronifizieren, hängt von vielen Faktoren wie der Lebenszufriedenheit, Arbeitsplatzzufriedenheit, Depressivität, der sozialen Unterstützung, Persönlichkeitsfaktoren, Krankheitsgewinn, der Art der Behandlung und weiteren Faktoren ab.

Mehrdimensionale Faktoren, die das akute Schmerzerleben beeinflussen, werden als gleichermaßen beeinflussend für die Chronifizierung von Schmerz diskutiert (RNAO, 2007 in: DNQP, 2011, S. 62). Zusammenfassend werden sie in Abbildung 2 dargestellt.

Das chronische Schmerzerleben hat viele Wirkungsebenen, die sich auf Verhalten, Emotionen, biologische Prozesse und Kognition der Betroffenen auswirken und einen mannigfaltigen Wirkungsbereich einnehmen und gleichzeitig die Schmerzwahrnehmung negativ beeinflussen. In internationalen Leitlinien wird darauf hingewiesen, dass der Übergang zwischen akutem und chronischem Schmerz fließend ist (DNQP, 2011, S. 63, DNQP, 2014, S. 64). Verschiedene Quellen geben Zeiträume von länger als sechs Wochen und länger als sechs Monaten, mit der häufigsten Nennung von drei Monaten an (DNQP, 2014, S. 67). Eine konkrete Definition stellt sich als sehr schwierig dar.

Die Entstehung des chronischen Schmerzes wird im Expertenstandard zum Schmerzmanagement bei akuten Schmerzen (DNQP, 2011, S.63) mit drei grundlegenden Elementen aufgeführt:

1. Entstehungsprozess, der durch das Zusammenwirken von biopsychisch-pathologischen und psycho-sozialen Prozessen gekennzeichnet ist (DIVS, 2009 in: DNQP, 2011, S. 63).
2. Der chronische Schmerz kann häufig nicht mehr mit einem Gewebeschaden oder einer Verletzung in Verbindung gebracht werden. Der Schmerz hält über den Punkt an, an dem die Heilung

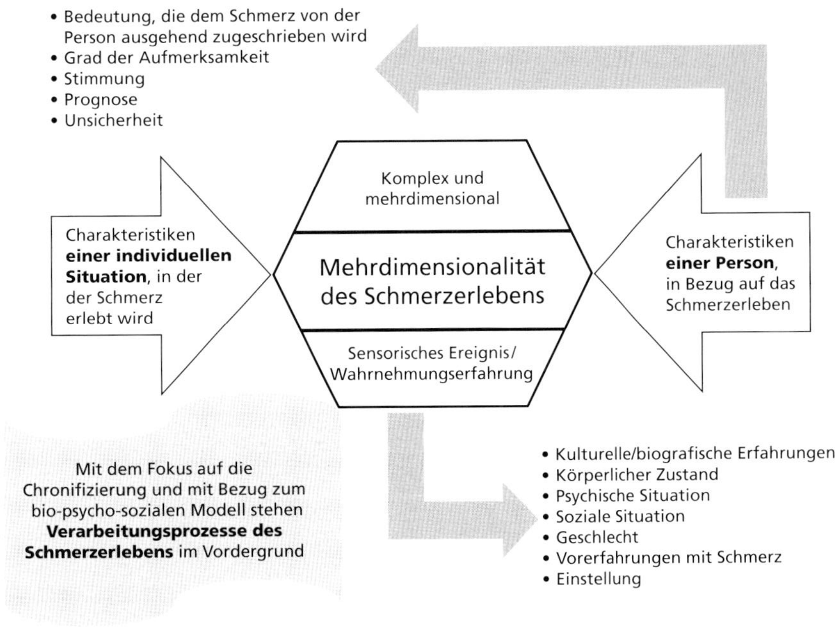

Abb. 2: Einflussgrößen auf das Schmerzerleben (modifiziert nach DNQP, 2011, S. 60)

abgeschlossen sein sollte oder tritt weiter auf (BPS & BGS, 2007 in: ebd.).

3. Der Chronifizierung des Schmerzes kann durch eine angemessene Therapie des akuten Schmerzes entgegengewirkt werden. Eine frühzeitige Linderung von akuten Schmerzen kann die Entwicklung von chronischen Schmerzen verhindern. Bestimmte Operationen (z. B. Amputationen, Mastektomien, Thorakotomien) zeigen eine hohe Inzidenz für eine chronische Schmerzentwicklung (DIVS, 2009; NHMRC, 2010 in: ebd.).

Die Übertragung der Kriterien für chronische Schmerzen bei Tumorerkrankungen ist nicht eindeutig geklärt. Im Expertenstandard werden diese Schmerzformen aber dem chronischen Schmerzerleben zugeordnet.

Je häufiger und länger die Schmerzen auftreten und je seltener ein Intensitätswechsel stattfindet, desto höher wird das Niveau im Chronifizierungsstadium eingestuft. Bei vielen Betroffenen kommt es zum Dauerschmerz, der sich mit zunehmender räumlicher Ausdehnung bis zum Ganzkörperschmerz steigert. Bei einigen Patienten kommt es zu einer Veränderung des (zum Teil individuell festgelegten) Medikamentenmanagements bis hin zur Polytoxikomanie (multipler Substanzgebrach verschiedener Substanzgruppen, der die Merkmale einer Abhängigkeit aufweist). Bei stärkerer Chronifizierung entstehen häufig Änderungen in der Lebensführung sowie Beeinträchtigungen der sozialen Bindungen, die durch häufige Arztwechsel, vermehrte schmerzbedingte Krankenhausaufenthalte, Operationsmaßnahmen und Rehabilitationen entstehen (Thomm, 2011, S. 127).

Die North American Nursing Diagnosis Association (NANDA) ergänzt die Definition des Schmerzes der IASP und erweitert sie um die Merkmale der Chronifizierung:

> »Plötzlicher oder langsamer Beginn mit jeder Intensität von leicht bis schwer, konstant oder wiederkehrend ohne erwartetes oder vorhersagbares Ende und mit einer Dauer länger als 6 Monate« (Heuwinkel-Otter et al., 2011, S. 260; DNQP, 2014, S. 65).

Eine umfassende und im Behandlungsverlauf bestätigte Diagnosestellung bei Betroffenen mit chronischem Schmerz ist nur dann realisierbar, wenn eine tägliche multiprofessionelle Kooperation auf der Basis eines berücksichtigten bio-psycho-sozialen Schmerzmodells erfolgt und wenn die Dokumentation der Daten engmaschig und nachvollziehbar ist (Sprott & Maurer, 2012, S. 15). Assessmentinstrumente für Pflegekräfte zur Unterscheidung von akutem und chronischem Schmerz konnten für den Expertenstandard nicht identifiziert werden.

Pathophysiologie und Psychologie der Chronifizierung

Die Ursachen von chronischen Schmerzen lassen sich nicht allein aus einer biomedizinischen Perspektive heraus bekämpfen, sondern müssen aus einer bio-psycho-sozialen Perspektive betrachtet werden. Der Schmerz erlangt in der Chronifizierung einen eigenen Krankheitswert. Durch Veränderungen der Reizleitung und der neuronalen Strukturen wird das Nervensystem für Nicht-Schmerzreize sensibilisiert. Durch Lern- und Konditionierungsprozesse wird eine unangepasste Schmerzverarbeitung unterstützt, die meist unbewusst für den Betroffenen und sein Umfeld verläuft. Der Übergang von akutem zu chronischem Schmerz ist durch ein dynamisches und wechselseitiges Zusammenspiel physiologischer und psychologischer Faktoren geprägt. Als multidimensionales Phänomen führt eine schlechte Anpassung der Schmerzverarbeitungsprozesse zur Ausprägung eines zentralen Schmerzgedächtnisses.

Carr und Mann (2014, S. 178–179) benennen Schmerzauslöser, die chronische Schmerzen beeinflussen, bzw. aufrechterhalten können (▸ Abb. 3).

Wachter (2014, S. 11–13) stellt einen Zusammenhang zwischen psychischen Risikofaktoren und der Chronifizierung von Schmerz auf, der zur Entwicklung von physiologischen und psychologischen Teufelskreisen in Bezug auf die Entstehung und Aufrechterhaltung chronischer Schmerzen führen kann (▸ Tab. 1 und Abb. 4).

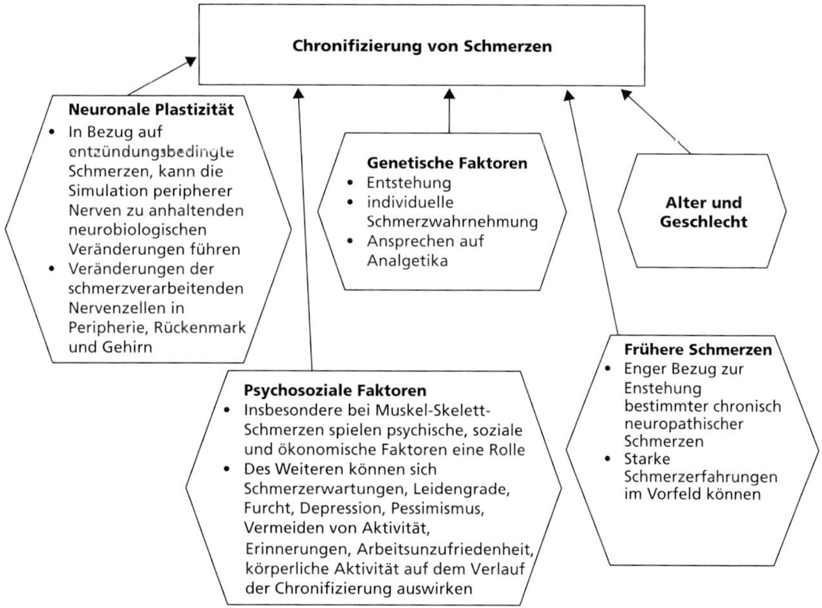

Abb. 3: Auslöser für die Entwicklung chronischer Schmerzen (in Anlehnung an Carr & Mann, 2014, S. 178–180)

Tab. 1: Chronische Schmerzen: Psychische Risikofaktoren und schützende Faktoren (Wachter, 2014, S. 11–14)

Psychische Risikofaktoren	**Schützende Faktoren**
• Anhaltende psychovegetative Spannung • Angst und Depression in der Vorgeschichte • Länger andauernde Stress- oder Schmerzerfahrungen in der Biografie • Schmerzkranke Angehörige in der Familie • Tendenz zum »Katastrophisieren« • Ständiges Ignorieren der Belastungsgrenzen • Unzureichende Schmerzbehandlung am Anfang der Schmerzen • Negieren der Schmerzen • Familiäre und soziale Konflikte • Ungünstige Bewältigungsstrategien • Fixierung durch ausschließlich körperbezogene Diagnostik und Therapie • Vorteile, die durch Krankheit entstehen	• Unterstützung durch den Partner • Eine verlässliche Bezugsperson in der Kindheit • Suche nach sozialer Unterstützung • Positive Akzeptanz der Erkrankung mit Lösungsorientierung • Vorherige konstruktive Krisenbewältigung • Tragfähige Arzt-Patienten-Beziehung

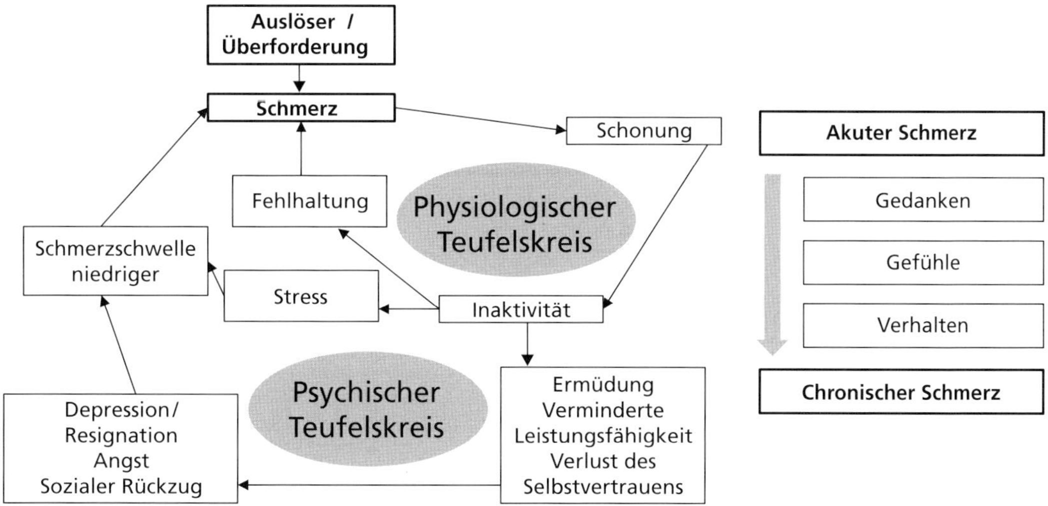

Abb. 4: Psychische Risikofaktoren und Entstehung von Teufelskreisen zur Aufrechterhaltung chronischer Schmerzen (Wachter, 2014, S. 11–14)

In Bezug auf den Tumorschmerz kann laut DNQP (2014, S. 68) eine pathophysiologische Klassifikation vorgenommen werden.

Tab. 2: Tumorschmerz: Klassifikation entsprechend der klinischen Charakteristik (DNQP, 2014, S. 68)

Klassifikation	Klinische Charakteristika	Beispiele (DEGAM, 2013)
Somatischer Nozizeptorschmerz	• *spitz, stechend, gut lokalisierbar, umschrieben* • Knochen- und Periostschmerz (helle, gut lokalisierbare Schmerzen) meist bei körperlicher Belastung und bei bestimmten Bewegungen • Weichteilschmerz (bohrende, drückende Dauerschmerzen oder bewegungsabhängige, stechende, schneidende Schmerzen, an den Schleimhäuten auch brennend) • Ischämieschmerz (Schmerzverstärkung bei Bewegung, bläulich livide Verfärbung der Haut)	• Arthrose • Muskoskelettale Schmerzen • Ischämieschmerz bei pAVK • Frakturen
Viszeraler Nozizeptorschmerz	• *dumpf, schlecht lokalisierbar, kolikartig* • Tritt häufig nicht an der Stelle der Gewebsschädigung auf. • Begleiterscheinungen wie erbrechen und Übelkeit können auftreten.	• Chronischer Unterbauchschmerz bei Frauen • Chronisches Schmerzsyndrom im kleinen Becken

Tab. 2: Tumorschmerz: Klassifikation entsprechend der klinischen Charakteristik (DNQP, 2014, S. 68) – Fortsetzung

Klassifikation	Klinische Charakteristika	Beispiele (DEGAM, 2013)
Neuropathischer Schmerz	• Dysästhesie, Allodynie (Schmerzen durch Reize, die normalerweise nicht schmerzhaft sind), Hypo- oder Hyperästhesie, Hyperalgesie (Verstärkung leichter Schmerzreize) • Lanzierende (lanzenstich-, blitzartige) Schmerzen, spitz, hell, einschießend, attackenartig • *Brennender Dauerschmerz* • *Sympathisch unterhaltener Schmerz* • Häufig nicht einem konkreten Innervationsgebiet zuzuordnen • Geht in vielen Fällen mit trophischen Störungen (z. B. durch blau-lila Verfärbungen der Haut) einher	• Ischalgie • Amputationen • Diabetische Polyneuropathie • Komplexes regionales Schmerzsyndrom • Trigenimusneuralgie • Postzosterneuralgie und andere Neuralgien • Ggf. Fibromyalgie

Egle (2009 in: Wachter, 2014) unterscheidet in der Schmerzpsychotherapie drei Gruppen von Schmerzerkrankungen:

1. Schmerzen bei körperlicher Schädigung
   Im Vordergrund stehen hier Fragen der Akzeptanz und Verbesserung der Teilhabe am Alltagsleben.
2. Funktionelle Schmerzen
   Im Fokus liegen hier Schmerzen, die vor dem Hintergrund eingeschränkter Konflikt- und Stressregulation stehen.
3. Schmerzen bei psychischen Erkrankungen

Häufig liegen auch zwei Faktoren gleichzeitig vor, z. B. bei der Arthrose (Schmerzen bei körperlicher Schädigung) in Kombination mit funktionellen Schmerzen durch Verspannungen (Wachter, 2014, S. 20).

Bei der Herstellung einer Verbindung zu einer somatischen und diagnostisch begründbaren Ursache der Schmerzen benennt das DNQP (2014, S. 72–78) aus 26 analysierten Quellen verschiedene Ursachen und Symptomkomplexe.

Im Folgenden werden die wesentlichen Symptomkomplexe aus dem Expertenstandard zum »Schmerzmanagement in der Pflege bei chronischen Schmerzen« zusammenfassend dargestellt.

Neuropathische Schmerzen

Voraussetzung ist die periphere oder zentrale Schädigung einer somatosensorischen Nervenstruktur. Ein neuropathischer Schmerz liegt nur dann vor, wenn die Ursache desselbigen in der Schädigung des Nervensystems liegt. Menschen mit neuropathischen Schmerzen gelten als stärker vom Schmerz mit höherer Schmerzintensität betroffen und haben mehr Einschränkungen in der Lebensqualität als Menschen mit anderen Schmerztypen.

Viszerale Schmerzen

Die Innervierung des viszeralen Gewebes ist häufig nicht so dicht, wie bei somatischen Schmerzen. Die afferenten Fasern der Schmerzweiterleitung tragen erst zur Schmerzempfindung bei, wenn sie u. a. durch ein massives Schmerzereignis getriggert werden.

Kreuzschmerzen

Diese sind als schmerzen im Rückenbereich unterhalb des Rippenbogens mit und ohne Ausstrahlung definiert. Sie können von weiteren Beschwerden begleitet und in unspezifische und spezifische Schmerzen unterteilt werden.

Nackenschmerzen

Hier findet eine Einteilung nach der Ursache der Entstehung in unspezifische und spezifische Ursachen statt. Häufig gelingt es nicht, den Nackenschmerzen eine eindeutige Ursache zuzuordnen.

Kopf- und Gesichtsschmerz

Hier wird in Bezug auf den Kopfschmerz für diagnostische und therapeutische Zwecke in erstmaligen Kopfschmerz, rezidivierend-episodischen Kopfschmerz (Migräne und Kopfschmerz vom Spannungstyp sowie Clusterkopfschmerz) und in chronischer Kopfschmerz unterteilt.

Migräne wird von anderen Kopfschmerzen unterschieden, wenn Übelkeit und/oder Erbrechen in Kombination mit mindestens einem der drei Symptome vorkommt: Photophobie (Lichtempfindlichkeit), Phonophobie (Überempfindlichkeit gegenüber Geräuschen) oder Osmophobie (Abneigung gegenüber olfaktorischen Reizen).

Bereits im Vorschulalter klagen nach Auskunft der Deutschen Schmerzliga e. V. (2013, S. 5) 20 % der Kinder über gelegentliche Kopfschmerzen. Bis zum 12. Lebensjahr haben 90 % der Kinder Erfahrungen mit Kopfschmerzen gemacht, bei 60 % handelt es sich um Spannungskopfschmerz, bei 12 % um Migräne.

Chronischer Unterbauchschmerz bei Frauen

Dies ist ein andauernder, schwerer und quälender Schmerz von einer Dauer von mindestens sechs Monaten und führt zu einer deutlichen Einschränkung der Lebensqualität. Ursächlich bedingt kann dieser Schmerz durch körperliche Veränderungen und Störungen (Endometriose, maligne gynäkologische Erkrankungen, Reizdarmsyndrom, Erkrankungen des muskuloskelettalen Apparates etc.) oder durch emotionale Konflikte und psychosoziale Belastungen auftreten.

Chronisches Schmerzsyndrom des kleinen Beckens

In Abhängigkeit des Auftretens einer erkennbaren Pathologie wird dieses Schmerzsyndrom unterschieden zwischen Schmerzsyndromen und Nicht-Schmerzsyndromen. Eine weitere Differenzierung erfolgt über die betroffenen Organe, z. B. die Blase oder Prostata.

Osteoarthritis, Rheumatoide Arthritis

Die Arthritis beinhaltet eine große Gruppe verschiedener Gelenkerkrankungen. Die häufigste ist die Osteoarthritis, die zweithäufigste die Rheumatoide Arthritis.

Hier muss beachtet werden, dass Schmerz ein Stressor für die Betroffenen ist, da er Anzeiger für die Erkrankung und durch ihn gegebenenfalls neue Schübe und Verschlechterungen deutlich werden. Schmerz ist ein kontinuierlicher Begleiter bei diesen chronischen Erkrankungen, im akuten Schub treten neben dem chronischen Schmerz akute Schmerzen auf und sollten auch als solche behandelt werden.

Fibromyalgiesyndrom

Chronischer Schmerz in mehreren Körperregionen liegt vor, wenn die Schmerzen länger als drei Monate im Achsenskelett (HWS, vorderer Brustkorb, BWS oder LWS) oder einer Körperhälfte oder oberhalb oder unterhalb der Taille bestehen. Hinzu kommen Schlafstörungen, nicht-erholsamer Schlaf, Erschöpfungsneigung als zentrale Symptome des Fibromyalgiesyndroms.

Tumorschmerzen

Diese können direkt oder indirekt in einem Zusammenhang mit einer Tumorerkrankung stehen und treten unabhängig vom Stadium der Erkrankung akut und chronisch auf. Mit dem Fortschreiten der Erkrankung treten sie gehäuft auf. Häufig sind Tumorschmerzen dauerhaft und mit schwankender Intensität, selten intermittierend. Folgende Unterscheidungen der Tumorschmerzen sind im Expertenstandard aufgeführt:

Tab. 3: Tumorschmerzen und ihre Ursachen (DNQP, 2014, S. 77–78)

Tumorschmerzart	Ursache
Tumorbedingte Schmerzen	Werden in den meisten Fällen durch Gewebsschädigungen des primären Tumors, Infiltrationen und Metastasen verursacht.
Tumortherapiebedingte Schmerzen	Entstehen durch chirurgische Eingriffe, interventionelle Maßnahmen, Chemotherapien oder Bestrahlung. Bei Kindern als Nebenwirkung einer Anti-Tumortherapie.
Tumorunabhängige Schmerzen	Hierzu gehören Schmerzen durch Migräne, Kopfschmerzen, unspezifische Rückenschmerzen, Arthritis oder Osteoporose.

Auch nach dem Beenden einer Therapie können gravierende Schmerzsyndrome bei Überlebenden einer Krebserkrankung durch verbleibende Gewebs- und Nervenschädigungen oder Wiederkehr der Erkrankung folgen.

Im Versorgungsatlas Schmerz« (Freytag, 2011 in: DNQP, 2014, S. 79) werden folgende Schmerztypen als am häufigsten (in der DAK-Versichertengemeinschaft) aufgeführt:

- Nicht-spezifische Rückenschmerzen (31,9 %)
- Arthrose und Arthritis (14,2 %)
- Kopfschmerzen (9,6 %)
- Krebsschmerz (7,7 %)
- Neuropathische Schmerzen (6,4 %)
- Schmerzen bei Bandscheibenerkrankungen (6,1 %)
- Spezifische Rückenschmerzen (5,2 %)

Basler (2003 in: DNQP, 2014, S. 79) ermittelte, dass Schmerzbetroffene über 65 Jahren mit der Diagnose des chronischen Schmerzsyndroms durchschnittlich in 4,46 Körperbereichen Schmerzen anzeigten. Die durchschnittliche Schmerzintensität lag bei 4,19 (bewertet mit einer verbalen Ratingskala von 0–6). Fast 40 % der Befragten gaben an, dass sie diese Schmerzen immer haben und 2/3 erlebten diese Schmerzen seit mehreren Jahren.

Auch weitere Untersuchungen/Studien zum Vorhandensein chronischer Schmerzen und zur erlebten Schmerzintensität zeigen sehr hohe Zahlenwerte, insbesondere in der Korrelation von Hochaltrigkeit und Schmerz.

Bei älteren Menschen werden psychische Problematiken im Zusammenhang mit Schmerz am Beispiel der Depression und des Posttraumatischen Stresssyndroms (z. B. durch traumatische Erlebnisse im 2. Weltkrieg) diskutiert. Ein Zusammenhang zwischen Schmerz und Depression ist in diversen Studien bereits erwiesen. Die Depression wird hier sowohl als Folge als auch als Ursache des Schmerzerlebens gesehen (Dräger, Könner, Budnik, Kreutz & Kopf, 2014, S. 8).

3 Stadieneinteilung der Schmerzchronifizierung

Bereits in den 1990er Jahren wurde von Korff et al. (1992 in: Sprott & Maurer, 2012, S. 16) ein einfaches Schmerzmodell zum chronischen Schmerz beschrieben. Es unterteilt Schmerzzustände in akute, wiederkehrende, persistierende sowie persistierende und gleichzeitig beeinträchtigende, einschränkende Schmerzen. Hiermit sollte ein Spektrum der Schweregrade einer Schmerzstörung aufgezeigt werden. Die Autoren entwickelten das Modell in der Hoffnung, durch die Berücksichtigung der Schmerzintensität, der schmerzbedingten Beeinträchtigungen sowie die Anzahl der Arbeitsausfalltage die Schmerzschwere operationalisieren zu können.

Tab. 4: Schweregrade von Schmerzen nach Korff (in: DNQP, 2014, S. 111).

Schweregrad	Beschreibung
0	Keine Schmerzen in den letzten 6 Monaten
I	Geringe schmerzbedingte Funktionseinschränkung und niedrige Schmerzintensität
II	Geringe schmerzbedingte Funktionseinschränkung und hohe Schmerzintensität
III	Mittlere schmerzbedingte Funktionseinschränkung unabhängig von der Schmerzintensität

Wenig Untersuchungen gibt es nach Sprott und Maurer, (2012, S. 16) zu den Ausprägungen zur Gruppe des »geringfügigen Schmerzes« oder »beginnenden Schmerzes«, wobei sie betonen, dass es auch kritisch ist, in der Anfangsphase von »akutem Schmerz« zu sprechen. »Hochchronifizierte Schmerzleidende« sind demnach gut untersucht. Die Autoren ordnen dieser Gruppe 2–3 % aller Schmerzleidenden zu.

Nach Thomm (2011, S. 126) hat sich in Deutschland das Mainzer Stadienmodell der Schmerzchronifizierung zur frühzeitigen Erfassung eines chronischen Schmerzerlebens über die Parameter räumliche und zeitliche Aspekte, Medikamenteneinnahmeverhalten und Patientenkarriere (Benutzung der Einrichtungen des Gesundheitswesens) durchgesetzt (► Tab. 5). Die Determinanten des Chronifizierungsprozesses des Schmerzes konnten auf der Grundlage statistischer Analysen (Schmitt & Gerbershagen, 1990 in: Sprott & Maurer, 2012, S. 17) in drei (I–III) Stadien unterteilt werden. Im Rahmen der Schmerzanamnese wird ein Chronifizierungsformular (zur Operationalisierung der Stadieneinteilung) ausgefüllt, das auch von Nichtärzten genutzt werden kann.

Die Stadieneinteilung und die Testanweisung zum Mainzer Stadienmodell nach Gebershagen et al. (n. d.) sind online auf der Webseite des DRK abrufbar:

- http://www.drk-schmerz-zentrum.de/mz/pdf/downloads/mpss_deu.pdf
- http://www.drk-schmerz-zentrum.de/mz/pdf/downloads/mpss_testanweisungen.pdf

Nach Sprott und Maurer (2012, S. 20) liegt das Besondere des Stadienmodells in seiner Verlaufsanalyse. Je weiter die Chronifizierung fortgeschritten ist, umso schwieriger ist ein erfolgreiches Schmerzmanagement umzusetzen. Demnach sollte gefordert werden, dass die Betroffenen im Stadium I, zur Vermeidung eines weiteren Fortschreitens der Chronifizierung, nach 8–10-wöchiger unbefriedigender monodisziplinärer Diagnostik und Behandlung in ein multiprofessionelles Schmerztherapieprogramm überwiesen werden.

Das Stadienprogramm dient allen bei der Begleitung von Menschen mit chronischen Schmerzen dazu, die Patientenkarriere mit chronischen Schmerzen zu erfassen und mit dieser eine Standortbestimmung vorzunehmen. Es dient weiter der Ermittlung, an welchem Chronifizierungsprozess der Betroffene steht und welche bio-psychosozialen Risikofaktoren erwartet werden müssen.

Tab. 5: Stadieneinteilung des Schmerzes nach Gerbershagen (DRK Schmerzzentrum Mainz, 2016)

Dimension/ Achse	Stadium 1	Stadium 2	Stadium 3
zeitliche Aspekte (Schmerzverlauf) *Wann tut es weh?*	zeitweiliger, zeitlich begrenzter Schmerz mit wechselnden Intensitäten	lang anhaltender, fast kontinuierlicher Schmerz mit seltenem Stärkewechsel	Dauerschmerz ohne oder mit seltenem Intensitätswechsel
räumliche Aspekte (Schmerzlokalisation) *Wo tut es weh?*	umschriebene, zumeist zuordenbare Schmerzlokalisation; Schmerz auf eine Körperregion begrenzt (monolokulär), multilokuläres Syndrom fast nur posttraumatisch	Ausdehnung des Schmerzes auf benachbarte Körpergebiete; multilokuläres Schmerzsyndrom (70 %) mit zwei oder mehr differenzierbaren Lokalisationen mit verschiedenen Schmerzqualitäten und -intensitäten oder ein Problem mit Schmerzen über 40 % der Körperoberfläche	Schmerzausbreitung auf entfernt liegende Areale, oft Schmerzortwechsel; monolokuläres Schmerzbild dann über 70 % der Körperoberfläche, multilokuläres Bild mit drei oder mehr separaten Schmerzrepräsentationen mit gleicher Schmerzqualität und fast gleicher Schmerzintensität

Tab. 5: Stadieneinteilung des Schmerzes nach Gerbershagen (DRK Schmerzzentrum Mainz, 2016) – Fortsetzung

Dimension/ Achse	Stadium 1	Stadium 2	Stadium 3
Medikamenten-Einnahmeverhalten – Schmerzmittelabhängigkeit?	zumeist angemessene Selbstmedikation oder Einnahme nach ärztlicher Verordnung	Unangemessene Medikation (80 %), Medikamentenmissbrauchsepisoden, 1–2 Medikamentenentzugsbehandlungen	langjähriger Medikamentenmissbrauch; oft mit drei oder mehr Medikamenten, Entzugsbehandlungen, besonders von Opioiden und Tranquilizern
Beanspruchung der Einrichtungen des Gesundheitswesens	Aufsuchen des persönlichen Arztes, Konsultation empfohlener Spezialisten; bis ein schmerzbedingter Krankenhausaufenthalt; evtl. Aufenthalt in einer Rehaklinik oder ambulante REHA-Maßnahme, evtl. ein Aufenthalt in einem Schmerzzentrum; bis zu einer schmerzbedingten Operation	2- bis 3-maliger Wechsel des persönlichen Arztes wegen unzureichender Schmerzlinderung, ziellose Konsultationen von Spezialisten, insbesondere gleicher Disziplinen; 2–3 schmerzbedingte Krankenhausaufenthalte; 1–2 Aufenthalte in Rehabilitations- oder Schmerzzentren; 2–3 schmerzbezogene operative Eingriffe	mehr als 3-maliger Wechsel des persönlichen Arztes, zielloser Arzt- und Heilpraktikerbesuch (»doctor shopping«); mehr als 3 Krankenhausaufenthalte wegen der geklagten Schmerzen; mehr als 2 Rehabilitationsmaßnahmen; mehr als 3 schmerzbezogene operative Maßnahmen

Tab. 5: Stadieneinteilung des Schmerzes nach Gerbershagen (DRK Schmerzzentrum Mainz, 2016) – Fortsetzung

Dimension/ Achse	Stadium 1	Stadium 2	Stadium 3
Psychosoziale Belastungsfaktoren	übliche familiäre, berufliche und psychophysiologische Probleme; Bewältigungsmöglichkeiten werden voll eingesetzt (»akute Krankenkontrolle«)	Konsequenzen der Schmerzen für die familiäre, berufliche, psychophysiologische Stabilität; Bewältigungsstrategien noch vorhanden, aber fehleingesetzt (»beginnende Invalidenrolle«)	Versagen in der Familie, im Beruf und in der Gesellschaft; Bewältigungsmechanismen nicht analysierbar, nicht nachweisbar (»learned helplessness«)

4 Krankheitskonzepte in Bezug auf die Chronifizierung von Schmerzen

Insbesondere der chronische Schmerz ist mehr als ein ausschließlich körperlicher Vorgang der Nozizeption. Er beeinflusst den ganzen Menschen und auch seine Umwelt und erzeugt viel Leiden bei den Betroffenen auf psychischer, emotionaler, kognitiver und sozialer Ebene. Schmerz kann aber auch als ein wichtiges Kommunikationsmittel nach Innen und Außen gesehen werden (Bernatzky & Likar, 2009, S. 20).

Um die komplexen Vorgänge bei der Entstehung, Aufrechterhaltung sowie der Bewältigung von chronischen Schmerzen zu erklären, haben in den letzten Jahren multidimensionale Krankheitskonzepte einen hohen Stellenwert bekommen.

Aus der Pflege kommend erweisen sich diese Krankheitskonzepte nicht als eine fundamentale neue Erkenntnis, ist es hier doch immer schon ein wesentliches Prinzip des pflegerischen (theoriebasierten) Handelns gewesen, den Menschen ganzheitlich und ressourcenorientiert auf der Grundlage seiner biografischen Entwicklung zu betrachten und ihn auch dementsprechend kompetenzorientiert zu fördern und zu begleiten.

Insbesondere die Medizin ist jahrhundertelang durch eine biomedizinische Betrachtungsweise geprägt gewesen, wodurch hier der Wandel der ganzheitlichen Sichtweise eines jeden Individuums in der Literatur besonders hervorgehoben wird.

Das bio-psycho-soziale Modell

Das derzeit am meisten angewandte Krankheitskonzept ist das bio-psycho-soziale Modell nach Engel (1977 in: DNQP, 2014, S. 70).

Hier werden in Bezug auf die Schmerzen insbesondere die Verarbeitungsprozesse des Individuums auf den Systemebenen Verhalten, Emotion, Kognition und biologische Prozesse dargestellt und für die an der Behandlung beteiligten Berufsgruppen als relevante Sichtweise hinzugezogen. Der Einfluss und das Wechselspiel individueller und komplexer biologischer, kognitiv-emotionaler verhaltensorientierter und sozialer Faktoren spielt bei der Entstehung chronischer Schmerzen eine elementare Rolle.

Waters et al (2005 in: Dräger et al., 2014, S. 9) stellen ein Modell dar, in dem bio-psycho-soziale Faktoren in einer wechselhaften Beeinflussung zu biologischen, sozialen und psychischen Faktoren gesetzt werden, die eine Verstärkung oder eine Verringerung des Schmerzempfindens beschreiben und analysieren.

Biologische, psychische und soziale Faktoren stehen aber nicht summativ nebeneinander, sondern werden im Laufe der Krankheitsgeschichte in vielerlei Rückkoppelungsverhältnissen miteinander vernetzt. Dadurch können sie sich positiv oder auch negativ beeinflussen. Die kann relevant für die Anamnese des chronischen Schmerzerlebens, aber auch für die Entwicklung von Therapiemöglichkeiten und Interventionen sein.

In Abbildung 5 sind die multidimensionalen Aspekte des bio-psycho-sozialen Schmerzmodells zusammengefasst.

Zur Bewältigung stehen bei den psychischen Faktoren auch Techniken, z. B. Ruhe und Entspannung, Genusserleben sowie geistige und praktische Ablenkung zur Verfügung, die eine Person selbst nutzt oder durch eine multimodale Schmerztherapie erlernen kann. Entscheidend für den Bewältigungsprozess sind Einstellungen und Überzeugungen gegenüber dem Schmerz sowie die Einschätzung und Entwicklung der eigenen Problembewältigungskompetenz (Selbstwirksamkeit). Psychische Faktoren nehmen Einfluss auf die Schmerzwahrnehmung und können somit biologische (Mobilität) und soziale Faktoren (soziale Interaktion) modifizieren. Weitere zu mobilisierende Elemente zur Bewältigung des Schmerzerlebens sind aus dem Bereich der sozialen Faktoren die privaten Unterstützungsnetzwerke, der Zugang zum Versorgungssystem (in Abhängigkeit der sozialen und wirtschaftlichen Situation) und der soziokulturelle Hintergrund, einschließlich seiner religiösen Aspekte (Dräger et al., 2014, S. 9).

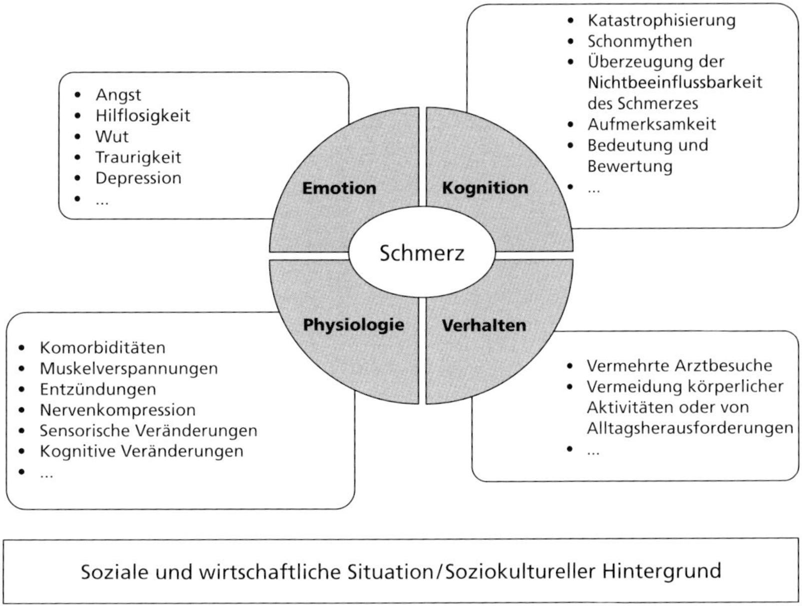

Abb. 5: Das bio-psycho-soziale Schmerzmodell (in Anlehnung an DNQP, 2014; Thomm, 2011; Dräger, 2014).

Das »total pain« Konzept

Das »total pain« Konzept wird bisher überwiegend in der Palliativversorgung angewendet, kann als Grundlage zum Assessment und zur Behandlung von Schmerzen in der letzten Lebensphase genutzt wird (DNQP, 2014, S. 71).

Aus eigener Erfahrung der Autorin dient es aber auch als Instrument für Fallbesprechung im Team zur Erfassung von ganzheitlichen Einflussfaktoren auf das Schmerzerleben und der Entwicklung von Möglichkeiten des Aufbaus eines individuellen Schmerzmanagements insbesondere bei chronisch erkrankten älteren und alten Menschen im Altenpflegeheim.

Der Begriff »total pain« wurde bereits 1968 durch Cicely Saunders geprägt. Sie war eine Persönlichkeit in der Palliativversorgung und die Begründerin der Hospizbewegung. Sie revolutionierte schon sehr früh das Schmerz- und Symptommanagement in der Begleitung von Menschen am Lebensende. Sie reduzierte bereits in den 70er Jahren des letzten Jahrhunderts die Zeitabstände zwischen den Morphingaben so weit, dass nicht nur der Schmerz, sondern auch die Angst vor dem Schmerz behandelt werden konnte (Baumgartner, 2004 in Pleschberger, 2006, S. 26). Eine weitere elementare Entwicklung schaffte sie durch das »total pain«-Konzept«, das die Trennungsarbeit am Lebensende verdeutlicht. Die Schmerzen, die ein Mensch in der letzten Lebensphase empfindet, sind nicht mehr ausschließlich physischer Natur, sondern durch psychosoziales und spirituelles Leiden häufig noch verstärkt. Hiermit verdeutlichte Saunders die Multidimensionalität des Schmerzes, die nicht ausschließlich im Rahmen der Palliativversorgung genutzt werden kann, sondern das »total pain« Konzept dient bis heute als ein zentrales Konzept im Diskurs um das Phänomen Schmerz (Bührer, 2004; Bernatzky et al., 2004 in: Pleschberger, 2006, S. 26).

Dieser Prozess findet statt, unabhängig davon, ob der Betroffene ihn mitteilen kann oder will. Es geht um die Wahrnehmung der Professionellen, eines trauernden Blickes in die Zukunft und eines trauernden Blickes in die Vergangenheit des Menschen in der letzten

Lebensphase. Außerhalb der Palliativversorgung geht es um die ganzheitliche Analyse der Einflüsse eines Betroffenen auf seine Schmerzwahrnehmung.

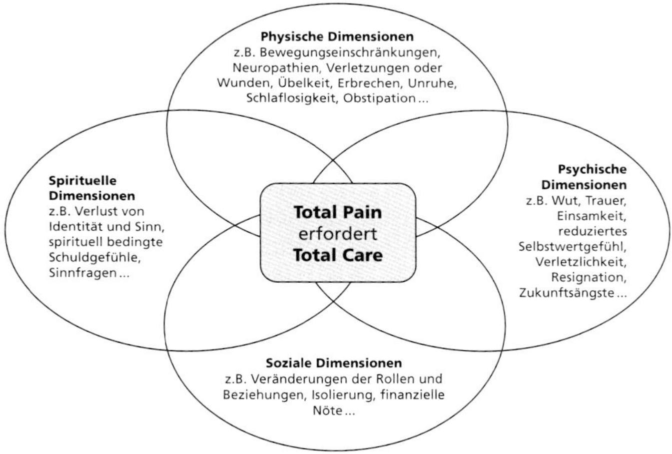

Abb. 6: Das «total pain« Konzept (in Anlehnung an Becker-Ebel, 2016, S. 12)

Beim «total pain« Konzept geht es um das Begleiten der subjektiven Wahrnehmung des Betroffenen und um die Anteilnahme an seinem Prozess. In achtsamer, gemeinsamer Kommunikation können »Dinge« geordnet werden und noch vorhandene und wiederherstellbare Ressourcen aufgezeigt und genutzt werden. Neben der Behandlung des körperlichen Schmerzes und anderer Symptome bekommt das »Teilen des fremden Schicksals« für die professionellen Begleiter eine elementare Funktion. Hier wird davon ausgegangen, dass die Frage nach der Sinnhaftigkeit des Lebens und der Verlust sozialer Beziehungen einen Einfluss auf die Schmerzwahrnehmung haben.

Der Patient ist dabei als Selbst in der medizinisch-pflegerischen Handlungssituation zu begreifen (Schwermann, 2014, B 28–29). Es geht mehr darum, das Befinden des Patienten in den Mittelpunkt zu setzen als den Befund.

Der Kern der Begleitung insbesondere in der letzten Lebensphase liegt in der Solidarität des zu Unterstützenden, d. h.:

- den Menschen nicht alleine lassen
- ihn zum Reden ermutigen
- an seiner Geschichte teilzunehmen
- ihm Anteilnahme entgegen bringen
- Schmerzen, Gefühle und Gedanken ausdrücken lassen
- eine mehrdimensionale Diagnosestellung umsetzen
- Information, Anleitung und Schulung: Interventionsangebote und Stützvorschläge anbieten
- Verzicht auf Appelle zur Bewältigung, stattdessen dem Betroffenen die Zuversicht vermitteln, dass er seine letzte Lebenszeit meistern und sein Sterben ertragen wird

(Müller, 2006, S. 392)

Die Aufgabe der professionellen Gesprächsführung liegt darin begründet, dass diese sich ganz auf das Gegenüber einlässt, nicht ablenkt und löst, sondern das Verstandene wieder gibt. Dadurch zeigt sie Anteilnahme und Solidarität und nimmt die Bedürfnisse des Sterbenden ernst:

- sein Bedürfnis nach Wertschätzung und Respekt
- sein Bedürfnis nach Sicherheit
- sein Bedürfnis nach Zugehörigkeit
- sein Bedürfnis nach Autonomie und Entscheidungsfähigkeit

> »In einer Begleitung, die mehr unterstützt als stellvertretend macht und hilft, machen wir den Sterbenden nicht klein und abhängig, denn das ist er nicht, auch wenn er sterbend ist.« (Müller, 2006, S. 392).

5 Ziele des Schmerzmanagements bei chronischen Schmerzen

Der Expertenstandard »Schmerzmanagement in der Pflege von Menschen mit chronischen Schmerzen« (DNQP, 2014) stellt keine Leitlinie für die Schmerztherapie dar. Aber er bildet alle Strukturen und Prozesse ab, die eine elementare Grundlage für ein wissenschaftsbasiertes pflegerisches Schmerzmanagement relevant sind.

Das Ziel des Expertenstandards ist es, Pflegekräften innerhalb eines professionellen Teams ein individuell angepasstes Schmerzmanagement zu ermöglichen, das der Schmerzlinderung dient und die Lebensqualität sowie die Stabilisierung der Funktionsfähigkeit fördert. Bei Menschen mit chronischem Schmerz ist eine absolute Schmerzfreiheit selten zu erreichen, daher wird das zentrale Ziel verfolgt, zu einer Schmerzsituation beizutragen, die von den Betroffenen als »akzeptables Schmerzmaß« eingeschätzt wird. Des Weiteren wird das Ziel angestrebt, Schmerzen grundsätzlich präventiv zu behandeln und Schmerzkrisen vorzubeugen.

Die Ergebniskriterien des Expertenstandards (DNQP, 2014, S. 25) lauten:

»E1: Für alle Patienten/Bewohner mit chronischem Schmerz liegt eine aktuelle, systematische und zielgruppenspezifische Einschätzung der Schmerzsituation vor. Diese stellt handlungsleitende Informationen zur Weiterführung, Ergänzung oder Entwicklung eines individuellen Behandlungsplans zur Verfügung.

E2: Ein individueller Behandlungsplan, der die Schmerzsituation, die individuellen Therapieziele und die Selbstmanagementkompetenzen des Patienten/Bewohners berücksichtigt, liegt vor.

E3: Die Patient/Bewohner und ggf. seine Angehörigen sind individuell über seine Schmerzsituation informiert, geschult und beraten. Sein schmerzbezogenes Selbstmanagement ist unterstützt und gefördert.

E4: Die pflegerischen Maßnahmen des individuellen Behandlungsplans sind durchgeführt und dokumentiert. Die Maßnahmen des multiprofessionellen Teams sind koordiniert.

E 5: Eine Verlaufskontrolle und Wirkungsüberprüfung aller pflegerischen Maßnahmen liegt vor. Die pflegerischen Maßnahmen haben zur Stabilisierung der Schmerzsituation und dem Erreichen der individuellen Therapieziele des Patienten/Bewohners beugetragen. Im Falle einer Destabilisierung ist eine Anpassung des Behandlungsplans eingeleitet.«

Die Ziele der »Multimodalen Schmerztherapie für die Behandlung chronischer Schmerzsyndrome« (Arnold et al., 2014, S. 460) veröffentlichte die Ad-hoc-Kommission Multimodale Interdisziplinäre Schmerztherapie der Deutschen Schmerzgesellschaft. Damit diese Ziele erreicht werden können, bedarf es des multiprofessionellen Zusammenarbeitens zur Integration verschiedener somatischer, psychotherapeutischer und bewegungstherapeutischer Behandlungsansätze, die im Rahmen eines individuellen Behandlungsplans mit dem Betroffenen zur Verfolgung eines Gesamtziels kontinuierlich abgestimmt und evaluiert werden. Die Rolle der Pflegekräfte wird in dem Konsenspapier als wichtig, aber auch als abhängig von patientenseitigen Kriterien (Mobilität und Multimorbidität) und vom therapeutischen Setting gesehen (Arnold et al., 2014, S.471). Im vollstationären Setting wird ihnen eine besondere Rolle in der Patienten- und Verhaltensbeobachtung zugeschrieben. Auch die Weitergabe relevanter Behandlungsinformationen an den Patienten sowie die Förderung der Therapiemotivation sind essentielle Aufgaben der Pflegekräfte im multiprofessionellen Team. In Bezug auf die Umsetzung bestimmter Therapieverfahren (Entspannungs- oder Genusstraining) können die Pflegekräfte mit entsprechenden Weiterbildungen, die über die derzeitigen Curricula und den Expertenstandard (DNQP, 2014) hinausgehen, aktiv mitwirken.

Tab. 6: Übergeordnete Ziele der Multimodalen Schmerztherapie (MMT) (Arnold et al., 2014, S. 460)

- **Schmerzlinderung**
- **Förderung eines bio-psycho-sozialen Krankheitsverständnisses**
- **Verbesserung der objektiven und subjektiven Funktionsfähigkeit durch:**
  - Physische und psychische (Re-) Aktivierung (zur Reduktion von Schonhaltung und sozialem Rückzug)
  - Motivation zu einem selbstverantwortlichen Krankheitsmanagement
  - Reduktion unzweckmäßiger Muster der Schmerzbewältigung
  - Erkennen und Reflektieren schmerzverstärkender oder -lindernder Faktoren unter Einschluss des zwischenmenschlichen Erlebens und Verhaltens
  - Förderung einer positiven Körperwahrnehmung
  - Entwicklung einer Balance von Anspannung und Entspannung sowie von Be- und Entlastung
  - Vermeidung von Überforderung durch verbesserte Wahrnehmung von Leistungsgrenzen
  - Harmonisierung vegetativer Dysfunktionen
  - Verbesserung der körperlichen Leistungsförderung in den Bereichen Koordination, Beweglichkeit, Kraft und Ausdauer
  - Förderung der individuellen Ressourcenförderung (somatisch, intrapsychisch, zwischenmenschlich und sozial)
  - Betrachtung lebensgeschichtlicher Ereignisse (unter anderem Traumatisierungen) und Entwicklungen für die Klärung der Schmerzbewältigung und Schmerzentwicklung

Ein multimodales Behandlungsmanagement berücksichtigt individuell unterschiedliche körperliche, psychische und soziale Anteile im Schmerzerleben.

Ziel ist es unter anderem, die Selbstwirksamkeit des Menschen mit chronischen Schmerzen zu fördern. Ohne eine Bereitschaft des Betroffenen zur aktiven Verhaltensänderung sowie zu körperlichen und psychosozialen Veränderung ist die Umsetzung des Schmerzmanagements zum Scheitern verurteilt.

Nach Bandura ist die Selbstwirksamkeitserwartung «the conviction, that one can successfully execute the behavior required to produce the outcomes «(Bandura, 1977, S. 32). Diese Definition gibt die elementaren Aspekte des Verständnisses von Selbstwirksamkeit wieder. Hierzu gehören nach Bandura weiter die Elemente:

1. Überzeugung,
2. Verhalten und
3. Ergebnis.

Bandura geht davon aus, dass ohne die Überzeugung, eine Handlung erfolgreich durchführen zu können, um das erwünschte Ergebnisse zu erzielen, ein bestimmtes Verhalten erst gar nicht auftreten wird. Schwarzer definiert die Selbstwirksamkeitserwartung des Weiteren als »… die subjektive Gewissheit, neue oder schwierige Anforderungssituationen aufgrund eigener Kompetenz bewältigen zu können« (Schwarzer, 2002, S. 521).

Die Selbstwirksamkeit ist eine wichtige kognitive Fähigkeit, die deutlich macht, dass ein Mensch ein Verhalten erst aus freiem Willen zeigt, wenn seine Überzeugungen, und hier besonders seine Kompetenzerwartung, positiv sind. Ändert man die Selbstwirksamkeit, ist auch die Wahrscheinlichkeit, dass sich das Verhalten ändert, groß.

Menschen mit chronischen Schmerzen werden im Rahmen der Multimodalen Schmerztherapie dazu befähigt, eigene kleine realistische Ziele für ihre Therapie zu formulieren (Wachter, 2014, S. 39) und mit den Therapeuten kontinuierlich zu evaluieren. Dies hilft auch gegen die Hilflosigkeit, der sich die Betroffenen häufig ausgeliefert fühlen.

Weitere Ziele, die ausgehend von den Schmerzbetroffenen entwickelt werden, können nach Wachter (2014, S. 39–40) lauten:

- Reduzierung der Schmerzen entsprechend der Schmerzskala (NRS) auf ein erträgliches Maß
- Besserer Umgang mit dem Schmerz und diesen akzeptieren lernen
- trotz der Einschränkung Spielräume erkennen und nutzen lernen
- Aufbau angenehmer Aktivitäten
- mehr Lebensqualität haben
- besser schlafen können

- Hilfe einfordern und annehmen können
- Nein sagen lernen
- Konfliktfähiger werden
- Aufbau eines sozialen Netzes

Martin Wachter hat unter anderem einen Zielbogen für die Betroffenen entwickelt, in dem sie schrittweise angeben, welche Veränderungen sie erreichen möchten und als individuelle Zieldimension, woran sie erkennen, dass dieses auch erreicht wurde. Auf diesem Arbeitsblatt unterteilt er die Bereiche in körperliches Befinden, Gedanken, Stimmungen und Verhalten sowie in den Umgang mit anderen.

In der Leitliniensichtung der Expertengruppe des DNQP (2014, S. 86) wurde deutlich, dass Therapieziele für die Behandlung von Menschen mit chronischen Schmerzen überwiegend in übergeordneten Zielen beschrieben werden, konkrete Ergebniskriterien sind nicht zu sichten. Des Weiteren konnte hier analysiert werden, dass in den ärztlichen Leitlinien nicht diskutiert wird, inwiefern die weiteren Berufsgruppen an der Zielerreichung beteiligt sind.

Eine frühzeitige und effektive Linderung akuter Schmerzen bleibt zur Prävention der chronischen Schmerzen die höchste Handlungsprämisse. Insbesondere im postoperativen Verlauf ist eine sehr hohe Inzidenz für eine chronische Schmerzentwicklung nachgewiesen worden. Hierzu zählen insbesondere Amputationen, Thorakotomien, Brustoperationen sowie Leistenhernienoperationen, Kaiserschnittoperationen und Koronarbypasseingriffe (Kehlert et al., 2006 und NHMRC, 2010 In: DNQP, 2014, S. 87).

6 Schmerzerfassung bei stabiler und instabiler Schmerzsituation

Die Effektivität des Schmerzassessments ist stark geprägt durch zwei Faktoren. Zum einen durch diejenigen, die dieses durchführen und zum anderen durch die Betroffenen selber. Pflegekräfte, die objektiv das Schmerzerleben eines Menschen mit chronischem Schmerz erfassen, müssen sich darüber bewusst werden, dass ihre eigenen Wertvorstellungen und Wahrnehmungen die Evaluation der Schmerzreaktion des Gegenübers beeinflussen können. Wenn Pflegekräfte in Bezug auf das Schmerz-Management falsche Vorstellungen oder Ängste haben, müssen diese in den Schulungen angesprochen und bearbeitet werden. Insbesondere bei Menschen, die sehr häufig die Aufmerksamkeit der Pflegekräfte in Anspruch nehmen oder viel klagen, bzw. kontinuierlich über Schmerzen berichten, werden schnell dazu verurteilt, dass sie »ja nur Aufmerksamkeit« wollen, das sie unter »Lebensschmerz« leiden und demnach auch keine eigentlichen Schmerzen hätten. Hier ist es dringend erforderlich, dass diese individuellen Vorstellungen in Fallbesprechungen oder Schulungen besprochen und ein anderer, professioneller Zugang zum Schmerzerleben des Einzelnen aufgebaut werden kann.

Einen starken Einfluss auf die Wahrnehmung von Schmerzen beim Gegenüber nehmen auch die biografischen, kulturellen und individuellen Schmerzerfahrungen und -verarbeitungen der Pflegekräfte. Das objektive Schmerzassessment muss dadurch geprägt sein, dass die Schmerzen eines anderen vorurteilslos und unvoreingenommen erfasst werden.

Beim Betroffenen wird die Schmerzwahrnehmung ebenfalls sehr individuell durch das Alter, das Geschlecht, frühere Schmerzerfahrungen und dem kulturellen Hintergrund stark beeinflusst. Ein wesentlicher Grund für die Unterversorgung älterer Menschen mit einem Schmerzerleben liegt darin begründet, dass das Auftreten von Schmerzen im Alter von den Betroffenen selber, aber auch von den Angehörigen, den Medizinern und von den Pflegekräften häufig als ein »normales Begleitsymptom des Alterungsprozesses« wahrgenommen wird. Im Expertenstandard zum »Schmerzmanagement in der Pflege bei akuten Schmerzen« vom DNQP (2011) wird auf mehrere Studien verwiesen, in denen ermittelt wurde, dass ein hoher Anteil der befragten älteren Menschen unter Schmerzen leidet. Menschen mit kognitiven Einschränkungen bekommen im Durchschnitt weniger Schmerzmedikamente als nicht kognitiv eingeschränkte Menschen. Es gibt noch keine Erkenntnisse darüber, dass Menschen mit kognitiven Einschränkungen weniger Schmerzen erfahren (HCGNE 2006 in: DNQP 2011). Im fortgeschrittenen Alter leiden die Betroffenen zunehmend unter Erkrankungen, die mit Schmerzen einhergehen. Hierzu gehören überwiegend degenerative Erkrankungen des Bewegungsapparates Schmerzen durch Gefäßkrankheiten, neuropathische Schmerzen aber auch Schmerzen als Ausdruck depressiver Erkrankungen sowie durch Krebs. Die Schmerzeinschätzung und die Behandlung werden zusätzlich dadurch beeinflusst, dass mit zunehmendem Alter auch die Diagnosen (Multimorbidität) zunehmen.

Menschen mit Schmerzen versuchen in einigen Fällen, diese herunterzuspielen. Die Gründe hierfür können vielfältiger Natur sein. Vielleicht haben sie Sorge, dass die Schmerzen Ausdruck einer schweren Erkrankung (oder dem Fortschreiten ihrer Erkrankung) sind. Manchmal steht die Befürchtung vor aufwendigen Diagnoseverfahren im Mittelpunkt. Einige möchten auf keinen Fall die Familie oder das Pflegepersonal belästigen, für andere sind die Schmerzen aufgrund ihrer Chronizität »zum Alltag« dazugehörend geworden, für einige wären die Äußerungen von Schmerzen ein Zeichen für die eigene Schwäche.

Aufgrund mangelnder Kenntnisse um das Schmerzmanagement, bzw. aufgrund schlechter Erfahrungen mit Schmerztherapien hegen einige Betroffene auch die Sorge vor Nebenwirkungen der Medikamente oder die Abhängigkeit von Medikamenten.

Carr und Mann (2014) verdeutlichen, dass Menschen, die seit Jahren unter chronischen Schmerzen leiden, ein »offensichtliches« Schmerzverhalten wie Grimassieren oder Stirnrunzeln fehlt und aus diesem Grunde die Fremdeinschätzung durch die Pflegekräfte erheblich eingeschränkt sein kann.

> Ein strukturiertes, übersichtliches Assessment erleichtert die profunde, sachdienliche Argumentation auf Augenhöhe mit Ärzten und Schmerztherapeuten (Klimmer, 2015, S. 42).

Das im DNQP (2014) dargestellte Assessment stellt eine Orientierung und Handlungsmöglichkeiten für eine differenzierte und strukturierte Schmerzerfassung bei stabilen und instabilen chronischen Schmerzsituationen dar. Wesentlich hierfür ist, dass die Strukturkriterien aus dem Expertenstandard auch jeweils von institutioneller Seite erfüllt sind und dass von Seiten der mitwirkenden Professionen eine Bereitschaft gegeben ist, die Pflegekräfte in den Behandlungsprozess gleichberechtigt zu integrieren.

Ansonsten kann das Wissen der Pflegekräfte um ein vorhandenes instabiles chronisches Schmerzerleben des Betroffenen zur professionellen Qual werden, insbesondere, wenn keine Bereitschaft von Seiten des Mediziners vorhanden ist, diese Schmerzen leitlinienorientiert zu behandeln.

Es braucht aber auch einen entsprechenden Personalschlüssel, der eine bedürfnis- und ressourcenorientierte Pflege ermöglicht, in der ausreichend Zeit gegeben ist, um die Prozesskriterien, die der Expertenstandard (DNQP, 2014, S. 25) aufführt, umsetzen zu können. Durch die hohe Arbeitsbelastung der Pflegekräfte kommt hinzu, dass die Ausfallquote aufgrund von Krankheit zum Teil sehr hoch ist, was bedeutet, dass die Mitarbeiter außerhalb des geplanten Dienstes regelmäßig einspringen müssen und Mehrarbeits- oder Überstunden machen (DBfK, 2012). Unter permanenten Zeitdruck ist die Wahrnehmung der Dimensionen des bio-psycho-sozialen Krankheitsmodells nicht möglich. Hierzu braucht es neben der fachlichen Kompetenz auch die Möglichkeit, implizites Wissen in das pflegerische Agieren zu integrieren und in multiprofessionellen Fallbesprechungen einzubringen (Neuweg, 1999, S. 22). Nach Goleman (2008, S. 137) sind Empathie und Mitgefühl bei starken Stress-Reaktionen nicht möglich. Um empathisch agieren zu können, erfordert es eine gewisse Gelassenheit und Aufnahmebereitschaft, damit das emotionale Gehirn die Signale eines anderen Menschen überhaupt aufnehmen kann.

In einer Studie von Rothmann et al. (2012 in: Casser et al., 2013, S. 363) konnte nachgewiesen werden, dass die Durchführung eines multimodalen Schmerzassesments bei chronischen Schmerzpatienten bessere Ergebnisse in Bezug auf die Bewertung der Lebensqualität, ein geringeres Beeinträchtigungserleben und eine höhere Ergebniszufriedenheit nachweisen konnte.

Das initiale Assessment

Im initialen Assessment erfolgt zuerst eine Erfassung, ob ein akutes oder ein chronisches Schmerzerleben vorliegt. Zur differenzierten Erfassung liegen laut DNQP (2014, S. 64) keine validen Assessments vor. In den gesichteten Leitlinien findet eine Orientierung zwischen den beiden Phänomenen zuerst anhand der Dauer der Schmerzen (meist länger als zwölf Wochen) statt, die dann durch schmerzspezifische Kriterien ergänzt wird.

Des Weiteren wird initial ermittelt, ob es sich um eine stabile oder instabile Schmerzsituation handelt.

Kennzeichen einer stabilen Schmerzsituation bei chronischem Schmerz:

- Bestehende medikamentöse oder nicht-medikamentöse Schmerztherapie auf der Basis eines Behandlungsplans, der vom Betroffenen anerkannt und akzeptiert ist.
- Der Mensch mit chronischen Schmerzen ist mit der Situation zufrieden
- und befähigt zur Teilhabe am Alltagsleben.
- Der Behandlungsplan ist der Pflegefachkraft bekannt und kann in den Pflegeprozess integriert werden.
- Es liegt eine akzeptable Schmerzintensität ohne Überschreiten des individuellen Schmerzmaßes vor.

- Eine abhängig von der gesundheitlichen Situation akzeptable Funktionalität und Mobilität liegt vor.
- Dem Betroffenen sind für mögliche Krisen und Komplikationen Strategien zur Bewältigung bekannt.
- Es treten keine unerwünschten Nebenwirkungen der Therapien und Komplikationen der Erkrankung auf.

Liegt eine stabile Schmerzsituation vor, fordert der Expertenstandard trotzdem, dass die Pflegekraft im drauffolgenden differenzierten Schmerzassessment stabilisierende und destabilisierende Faktoren in vertiefender Weise ermittelt (DNQP, 2014, S. 26). Danach kann in individuell festgelegten Zeitabständen die Schmerzsituation ermittelt werden.

Sind die oben aufgeführten Kennzeichen der stabilen Schmerzsituation von Menschen mit chronischen Schmerzen nicht vorhanden, ist eine systematische, differenzierte Schmerzeinschätzung, die auf dem bio-psycho-sozialen Schmerzmodell basiert und Voraussetzung für ein gelungenes multiprofessionelles Schmerzmanagement darstellt, erforderlich.

Patienten mit chronischen Schmerzen und/oder psychischen Auffälligkeiten sollten präoperativ erkannte werden, um Eskalationspotentiale zu verringern (DNQP, 2014, S. 87).

Die Fragen nach Schmerzen sollten in die Gesamtanamnese einbezogen werden (DNQP 2011). Für die Beantwortung der Fragen muss den Betroffenen ausreichend Zeit zur Verfügung gegeben werden. Häufig werden auch eher die Folgen der Schmerzen thematisiert, wie zum Beispiel Schlafstörungen, Appetitlosigkeit oder Beeinträchtigungen von Alltagssituationen. Im Expertenstandard vom DNQP (2014) wird auch erläutert, dass besondere Aufmerksamkeit geboten werden muss, wenn mögliche Folgen von Schmerzen benannt und Schmerzen gleichzeitig verneint werden. Die Selbsteinschätzung des Betroffenen steht vor der Fremdeinschätzung. Vor jeder Pflegesituation sollte die Schmerzsituation erfragt werden (Schwermann, 2014, S. B-50).

Bei Menschen, die zu einer Selbstauskunft nicht fähig sind, sollte in einer bestimmten Reihenfolge nach dem Vorhandensein von Schmerzen gesucht werden (► Abb. 7).

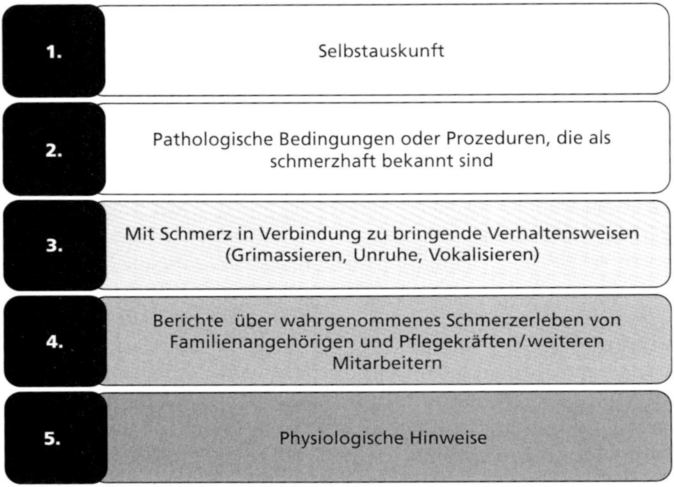

Abb. 7: Anhaltspunkte für das Vorliegen von Schmerzen bei fehlender Selbsteinschätzung (ICSI, 2007 in DNQP, 2014, S. 95)

Im Expertenstandard »Schmerzmanagement in der Pflege bei akuten Schmerzen« (2011) sind Assessmentinstrumente für ein initales Assessment vorgestellt worden, die auch von der Homepage des DNQP unter »Veröffentlichungen« – »Schmerzmanagement in der Pflege bei akuten Schmerzen« – »Beispiele für Instrumente zur Schmerzeinschätzung« (https://www.dnqp.de/de/veroeffentlichungen/instrumente-schmerzeinschaetzung/, ges. 15.03.2016) heruntergeladen werden können.

Hier ist auch das Instrument »*Fragen zur Schmerzsituation im Rahmen der pflegerischen Routineaufnahme*« nach McCaffery und Pasero (1999) aufgeführt.

Weitere Assessmentinstrumente aus dem Expertenstandard »Schmerzmanagement in der Pflege bei chronischen Schmerzen« (DNQP, 2014, S. 102–104) mit unterschiedlicher Validierung sind im Folgenden dargestellt.

Eindimensionale Instrumente zum Assessment (Selbsteinschätzung) chronischer Schmerzen bei Erwachsenen:

- Visuelle Analog Skala (VAS)
- Numerische Rating Skala (NRS)
- Verbale Rating Skala (VRS)
- Faces Pain Scale

Eindimensionale Instrumente zum Assessment (als Fremdeinschätzung) chronischer Schmerzen bei Erwachsenen in deutscher Sprache vorliegend:

- Doloplus 2
- Beurteilung von Schmerzen bei Demenz (BESD)
- Beobachtungsinstrument für das Schmerzassessment bei alten Menschen mit Demenz (BISAD)
- Zürich Ovservation Pain Assessment (ZOPA®)

Das differenzierte Assessment chronischer Schmerzen

Die Verlaufsbeobachtung chronischer Schmerzen beginnt bereits mit der Erfassung der Risikofaktoren für eine mögliche Chronifizierung von chronischen nicht spezifizierbaren Schmerzen und Kreuzschmerzen. Hierzu zählen u. a.:

- Depressivität
- Distress
- Gedankenunterdrückung
- Katastrophisieren
- Hilf- und Hoffnungslosigkeit
- Angst-Vermeidungs-Verhalten

- Somatisieren
- und weitere (siehe unter: DNQP, 2014, S 113–114)

Im weiteren Verlauf der Beobachtung von Menschen mit chronischem Schmerzerleben sollten Risiken für einen schweren Verlauf überwacht werden. Auch ist es erforderlich, bei chronischen Schmerzen eine regelmäßige Prüfung der Fortführung der Therapie, der Nebenwirkungen, Wechselwirkungen mit anderen Medikamenten, adäquate Dosierung, Einsatz geeigneter nichtpharmakologischer Maßnahmen, z. B. psychologische Interventionen, sowie eine kritische Reflexion über die Abklärung einer fachärztlichen Abteilung und Kontrolle bestehender oder neu eingetretener Komorbiditäten (DNQP, 2014, S. 116) durchzuführen.

Aus Sicht der Institutionen ist es laut Expertenstandard erforderlich, dass bei instabiler Schmerzsituation neben der Information des Arztes ein pflegerischer Schmerzexperte hinzugezogen wird (DNQP, 2014, S. 32 und S. 116).

Das DNQP (2014, S. 102–109) stellt diverse Schmerzeinschätzungsinstrumente zur Selbst- und Fremdeinschätzung für Erwachsene und Kinder und Jugendliche sowie als multidimensionale Instrumente vor. Im Folgenden wird eine Auswahl der Instrumente aufgeführt, die derzeit in der nicht-spezialisierten pflegerischen Versorgung von Menschen mit chronischem Schmerzerleben genutzt werden. Diverse Instrumente sind auch auf den Internetseiten des Deutschen Netzwerks für Qualitätsentwicklung in der Pflege einsehbar.

Multidimensionale Instrumente für den Einsatz bei Erwachsenen:

- Brief Pain Inventory (BPI) (einsehbar unter: http://www.drk-schmerz-zentrum.de/mz/pdf/downloads/bpianamnese.pdf, ges.: 10.03.2016)
- Brief Pain Inventory (BPI) / Verlaufsbogen (einsehbar unter http://www.drk-schmerz-zentrum.de/mz/pdf/downloads/bpiverlaufsbogen.pdf, ges: 10.03.2016)
- Für die Selbsteinschätzung im palliativen Setting: Minimales Dokumentationssystem (einsehbar unter: https://www.hope-clara.de/download/HOPE2014Midos.pdf, ges.:3. März 2016)

- Deutscher Schmerzfragebogen
- Strukturiertes Schmerzinterview für geriatrische Patienten (einsehbar unter: http://www.drk-schmerz-zentrum.de/mz/pdf/downloads/schmerzinterview.pdf, ges. 10.03.2016)

In Bezug auf den Einsatz von ein- oder mehrdimensionalen Assessmentinstrumenten bei Kindern und Jugendlichen ist der zielgruppenspezifische Einsatz vom Alter und Entwicklungsstand der Betroffenen abhängig (DNQP, 2014, S. 105–109). Ein anerkanntes Instrument bei chronischen Schmerzen ist der deutsche Schmerzfragebogen für Kinder und Jugendliche (Hechler et al., 2010).

Zur **eindimensionalen Selbsteinschätzung** für Kinder und Jugendliche werden unter anderem folgende Instrumente aufgeführt:

- Faces Pain Scale
- Wong-Baker-Faces Pain Scale
- Visuelle Analog Skala

Fremdeinschätzung:

- Face, Legs, Arms, Cry, Consolability (FLACC)
- Neonatal Infant Pain Scale

Multidimensionale Instrumente für diese vulnerable Zielgruppe:

- Deutscher Schmerzfragebogen für Kinder, Jugendliche und deren Eltern (DSF-KJ)
- Deutscher Schmerzfragebogen für Kinder, Jugendliche und deren Eltern (DSF-KJ)/Verlaufsbeobachtung

Verlaufskontrolle

Die Erfassung der vom Betroffenen erfahrenen Schmerzintensität sowie der dadurch hervorgerufenen Beeinträchtigungen der Alltagsaktivitäten, aber auch die Wirkung auf eine Schmerztherapie bzw. möglicherweise auftretender Nebenwirkungen müssen regelmäßig von den Pflegenden erfasst und dokumentiert werden. In vielen

Dokumentationssystemen ist bereits ein Schmerzverlaufsprotokoll fest verankert, das genutzt werden kann.

Ansonsten sollte das Schmerzprotokoll folgende Inhalte enthalten, die täglich ermittelt werden:

- Datum und Uhrzeit der Messung
- Schmerzintensität (genutzte Skala)
- Nebenwirkungen (Obstipation, Übelkeit, Erbrechen, Schläfrigkeit …)
- Wohlbefinden des Patienten/Bewohners, ggf. Funktionseinschränkung oder Beeinträchtigung bei täglichen und gewohnten Aktivitäten
- evtl. verabreichte Bedarfsmedikation

In den Verfahrensanweisungen der Arbeitsbereiche muss genau festgelegt werden, wie häufig am Tag und wie lange bzw. in welchen Abständen routinemäßig ein Schmerzprotokoll von der Pflegefachkraft bei einer instabilen Schmerzsituation geführt werden soll.

Um die Betroffenen aktiv in die Schmerzerfassung einzubinden, ist es sinnvoll, wenn sie direkt im Anamnesegespräch zum Führen eines Patiententagebuchs oder eines Aktivitätentagebuches angeleitet werden. Die Dokumentation durch die Betroffenen selbst verfolgt das Ziel, verschiedene kontextgebundene Verhaltensweisen zur Förderung der Reflektion von Veränderungen im Selbst- oder Schmerzmanagement wahrzunehmen. Das Ausfüllen der Schmerz- oder Aktivitätstagebücher bietet die Grundalge für das Therapeuten- Patientengespräch. Ebenso kann es zum Selbstmonitoring eingesetzt werden. (DNQP, 2014, S. 118)

Multimodales Assessment

Ein multiprofessionelles und multimodal orientiertes Assessment (unter der Leitung eines Schmerztherapeuten) erlaubt nach Casser et al. (2013, S. 364) die Beurteilung bei zwei Gruppen von Patienten:

- dies sind zum einen Patienten mit rezidivierenden oder anhaltenden Schmerzen, die zu Beginn des Chronifizierungsprozesses stehen, aber ein erhöhtes Risiko zur Chronifizierung aufweisen

- sowie Patienten, die sich bereits in einem höheren Chronifizierungsstadium befinden und bei denen eine bisherige mono- oder multidisziplinäre Behandlung nicht zum Erfolg geführt hat.

In der Empfehlung der Nationalen VersorgungsLeitlinie »Kreuzschmerz« (BÄK, 2010 in: Casser et al., 2013, S. 364) wird gefordert, dass nach sechs Wochen Schmerzdauer und bei gleichzeitig bestehenden alltagsrelevanten Aktivitätseinschränkungen sowie positivem Nachweis von Risikofaktoren zur Chronifizierung die Indikation zu einer multimodalen Schmerztherapie geprüft werden sollte.

Bei dauerhaft bestehenden Beschwerden sowie alltagsrelevanten Aktivitäteneinschränkungen trotz leitliniengerechter Versorgung die länger als 12 Wochen bestehen, ist eine Indikation zu einer muldimodalen Therapie durch ein umfassendes interdisziplinäres Assessment zu prüfen (Casser et al., 2013, S. 364).

Die Intention eines multimodalen Assessments liegt in der ganzheitlichen Erfassung der Beschwerden des Betroffenen.

Hierzu gehört eine aktuelle und unabhängige interdisziplinäre Untersuchung und Befunderhebung. Durch die gemeinsame Besprechung, Abstimmung sowie die Wertung der Untersuchungsergebnisse durch die beteiligten Fachdisziplinen wird eine Einordnung der individuellen Schmerzstörung als Basis des folgenden Behandlungsplans entwickelt

Das interdisziplinäre schmerztherapeutische Assessment wird durch ein interdisziplinäres Untersuchungsteam in einem engen zeitlichen und räumlichen Zusammenhang umgesetzt. Es beinhaltet die medizinische, die psychotherapeutische sowie die sozialanamnestische Diagnostik, eine multiprofessionelle Fallbesprechung und abschließend ein Patientengespräch. In der Ad-hoc-Kommission »Multimodale interdisziplinäre Schmerztherapie« (Casser et al., 2013, S. 365) werden als teilnehmende Untersucher mindestens ein Facharzt unter enger Supervision eines Schmerztherapeuten (mit der Zusatzqualifikation »Spezielle Schmerztherapie«) genannt sowie ein ärztlicher oder psychologischer Psychotherapeut und ein Vertreter aus der Sport- und Physiotherapie. In diesem Zusammenhang ist die Aufgabe der Pflegekräfte nicht dargestellt.

Dies sollte auch die kritische Anmerkung erlauben, dass die Anforderungen, die an das Assessment bei chronischem instabilen Schmerzerleben an die Pflegekräfte, unter einer Hinzunahme des Arztes, bzw. eines Schmerzexperten, extrem hoch gesetzt werden und die Gefahr des Scheiterns bergen können. Insbesondere im Hinblick darauf, dass außerhalb des klinischen oder palliativmedizinischen Bereichs eine multiprofessionelle Schmerztherapie kaum in der Realität umzusetzen ist.

7 Multimodale Förderung des Empowerments der Betroffenen

Der Begriff »Empowerment« kommt aus dem Englischen und kann mit »Ermächtigung« übersetzt werden. Damit ist im Ansatz das Ziel des Empowerment-Konzeptes dargestellt: Es geht um die Ermächtigung von Menschen. Eine genauere Definition legen Theunissen und Plaute vor. Danach steht Empowerment »für einen Prozess, in dem Betroffene ihre Angelegenheiten selbst in die Hand nehmen, sich dabei ihrer eigenen Fähigkeiten bewusst werden, eigene Kräfte entwickeln und soziale Ressourcen nutzen. Leitperspektive ist die selbstbestimmte Bewältigung und Gestaltung des eigenen Lebens« (Theunissen & Plaute, 1995, S. 12). Stark definiert Empowerment folgendermaßen: »Empowerment bezieht sich […] auf die Möglichkeiten und Hilfen, die es Individuen oder Gruppen erlauben, Kontrolle über ihr Leben und ihre sozialen Zusammenhänge zu gewinnen, und die sie darin unterstützen, die dazu notwendigen Ressourcen zu beschaffen« (Stark, 1996, S.17–18).

Bei einem Vergleich der beiden Definitionen fällt auf, dass Theunissen und Plaute die Selbsthilfe besonders hervorheben, während bei der Definition von Stark die Bedingungen (»Möglichkeiten und Hilfen«), die eine Ermächtigung von Menschen ermöglichen, im Mittelpunkt stehen.

Empowerment zielt darauf ab, eine positive Strategie der Förderung im Sinne einer Stärkung der Fähigkeiten, Fertigkeiten, Interaktionen, Kommunikationen und Rahmenbedingungen zu entwickeln. Der Empowerment-Ansatz fokussiert darauf, dass Menschen selbstständig die Fähigkeit aufbauen und kontinuierlich verbessern können, ihr Leben und ihre soziale Umwelt eigenständig zu entwickeln und nicht gestalten zu lassen. Der Begriff des Empowerments lässt sich nur ungenügend mit »Hilfe zur Selbsthilfe« beschreiben. Prozesse dieser Ausrichtung, die immer die Arbeit im und am sozialen Umfeld bedeuten, können dahingehend beschrieben werden, dass sie

- Einzelne, Gruppen und Strukturen zu größerer gemeinschaftlicher Stärke und Handlungsfähigkeit befähigen und dabei
- ein soziales Klima und eine professionelle Haltung entwickeln, die den Blick auf vorhandene und verschüttete Kompetenzen lenken.

»Empowerment« ist das Schlüsselwort der Ottawa-Charta von 1986. Es geht dabei um die Befähigung der Menschen, ihre gesundheitlichen Belange selbst in die Hand zu nehmen. Gesundheitsförderung wird in diesem Zusammenhang als Prozess verstanden, allen Menschen ein höheres Maß an Selbstbestimmung über ihre Gesundheit zu ermöglichen und sie so zur Stärkung ihrer Gesundheit zu befähigen (WHO, 1986 in: Altgeld & Kolip, 2010, S. 45). Empowerment ist eine grundlegende Strategie der Gesundheitsförderung und kann nur mit Hilfe des Grundprinzips der Partizipation umgesetzt werden. »Empowerment muss von daher als Schlüsselkategorie eines jeden Gesundheitsförderungsprogramms angesehen werden« (Kickbusch, 2003, S. 186).

Diese Ansätze sind nicht losgelöst von der Gesundheitsförderung zu betrachten, der Stärkung der salutogenen Kräfte und Stärkung gesundheitlicher Ressourcen durch die Förderung von sozialen Schutzfaktoren. Dies geschieht auf der personalen Ebene z. B. in Bezug auf das Selbstwertgefühl, die Selbstwirksamkeitserwartung, internale Kontrollüberzeugung, Förderung eines stabilen Immunsystems. Auf der sozialen Ebene kann dies gefördert werden durch z. B. der Bewusstwerdung, dem Aufbau eines emotional tragfähigen soziales Netzwerks, soziale Unterstützung, einem stabilen Sozialsystem (Altgeld & Kolip, 2010, S.46).

Der Grundgedanke des Empowerment-Konzepts ist also – wie die verschiedenen Definitionen zeigen – die Stärkung von Menschen, die sich aus irgendwelchen Gründen in einer machtlosen Situation befinden. Mit Stärkung ist zum einen das Wahrnehmen, Bewusstwerden und Entwickeln von eigenen Ressourcen gemeint. Stärkung von Menschen heißt aber auch, solche Bedingungen zu fördern, die es Menschen ermöglichen, selbst über das eigene Leben zu bestimmen und selbst »Kontrolle über die Gestaltung der eigenen sozialen Lebenswelt« (Stark, 1993, S. 41) zu erlangen. Dieser Grundgedanke des Empowerments stützt sich auf die Annahme, dass alle Menschen über individuelle Ressourcen verfügen. Das Empowerment-Konzept entfernt sich damit bewusst von einer defizit-orientierten Betrachtung des Individuums und stellt stattdessen seine Stärken, Fähigkeiten und Potenziale in den Mittelpunkt der Betrachtung, die es (zum Teil durch Hilfe und Unterstützung von außen) zu entfalten gilt (Theunissen & Plaute, 1995, S.13). Dabei wird davon ausgegangen, dass Menschen »nur die Fähigkeiten und Potenziale entfalten« können, »die wir ihnen auch zutrauen« (Stark, 1993, S.42).

Einem Menschen etwas zutrauen heißt, ihn ernst zu nehmen. In diesem Sinne gilt der Betroffene im Empowerment-Konzept als »Experte in eigener Sache« (Theunissen & Plaute, 1995, S. 11). Das bedeutet auch einen Bruch mit dem traditionellen paternalistisch orientierten Rollenverständnis, das den professionellen Bereichen des Gesundheitswesens viele Jahre lang innewohnte, zugunsten einer kooperativen Interaktion mit dem Betroffenen. Diese Verschiebung im Rollenverständnis wurde ebenfalls mit dem Empowerment-Ansatz eingeleitet (Pelikan et al., 2010: 292). Stark sieht im Empowerment-Ansatz daher auch einen Versuch, »die sozialtechnologische ›Reparaturmentalität‹ helfender Berufe zu überwinden« und führt dazu weiter aus: »Der Versuch, sich als Expertin und Experte mit ›fremdem Blick‹ an die Einheitsversorgung benachteiligter Menschen zu machen, ignoriert die Fähigkeit und den Wunsch nach selbstständigen Alternativen zum herkömmlichen Versorgungssystem. […] Es ist auch die Versorgung mit entmündigender Hilfe, die die emanzipatorischen Kompetenzen und Kapazitäten der betroffenen Menschen verschüttet« (Stark, 1993: 41 f.).

Studien belegen, dass medizinische, pflegerische und therapeutische Behandlungsziele durch den Empowerment-Ansatz unterstützt werden und dass durch die Mitbestimmungsmöglichkeiten der Patienten deren subjektives und psychisches Wohlbefinden und deren Lebensqualität neben dem klinischen Outcome verbessert werden kann (Pelikan et al., 2010, S. 292). Um die Optimierung der Behandlungsziele durch das Konzept des Empowerments (WHO, 1986, Nutbeam, 1998 in: Pelikan et al., 2010, S. 292) zu erreichen, bedarf es der kontinuierlichen Einbindung der Patienten in die Behandlungsprozesse durch eine Optimierung von Kommunikation und Kooperation zur Verbesserung der Compliance.

Die Gesundheitsberatung zielt auf die Beratung von Menschen in einer akuten patientenrolle ab und erfordert eine verbesserte Kommunikation mit den gesundheitsprofessionellen. Dieses erfordert eine gute Vorbereitung der Therapeuten, Pflegekräfte und anderer medizinischer Assistenzberufe. Diese Kommunikation muss losgelöst sein von ausschließlich auf biomedizinische Zusammenhänge fokussierte Sichtweisen hin zu einer patientenorientierten Wahrnehmung der Ängste und Gefühle, der Verarbeitungs- und Bewältigungsprozesse, die mit der Krankheit einhergehen und die Betroffenen als Experten für ihre Erkrankung ansehen (Hurrelmann, 2010, S. 228).

Für eine produktive Gegenseitigkeit in der Beziehung zwischen Arzt, Therapeuten, Pflegekräften und Patient ist eine tragende Beziehung die entscheidende Voraussetzung für einen Therapierfolg. Im Sinne der Grundsätze des Shared Decision Making (Scheibler & Pfaff, 2003 in: Hurrelmann, 2010, S. 229) wird in einer aufeinander bezogenen Interaktion zwischen dem Arzt (und anderen) und dem Patienten ein kontinuierlicher Austausch und regelmäßige Vereinbarungen und Abstimmungen durch eine geteilte Entscheidungsfindung gefördert.

In vielen Fällen bedingen negative Vorerfahrungen und Enttäuschungen des Betroffenen im Rahmen seiner Krankenkarriere ein dysfunktionales Verhalten, das die Aufrechterhaltung einer therapeutischen Haltung als sehr herausfordernd erscheinen lässt. Eine Patientenbindung kann nur aufgebaut werden, wenn die Gesundheitsprofessionellen (als Experten) mit dem notwendigen Ausmaß von Respekt, Empathie, Glaubwürdigkeit und fachlicher Perspektive in die Beziehungsgestaltung eintritt (Tones, 2002 in: Hurrelmann, 2010, S. 228).

Dabei spielen Transparenz des Behandlungsgeschehens, umfassende Aufklärung, Informieren und Beratung des Betroffenen, seine aktive Beteiligung sowie die Einbindung des sozialen Umfelds eine zentrale Rolle.

Das erfordert von den Medizinern, Therapeuten und Pflegenden, dass sie gemeinsame Ziele für die individuelle Umsetzung einer multimodalen Schmerztherapie entwickeln und entsprechende informative, beratende und gesundheitsfördernde Leistungen im klinischen Alltag erbringen.

Über die Vermittlung von gesundheitsrelevanten Informationen, Wissen und Fähigkeiten werden die Patienten dazu befähigt, eine aktive Rolle im Behandlungsprozess einzunehmen. Das Kernstück dieses Ansatzes, das auch in Konzepten der »Patientenedukation« (eher aus der Pflege kommend) und in Teilen der »Shared Decision Making« (Medizinische Reformbewegung) verdeutlicht wird, liegt darin begründet, die Zielsetzung und Planung der Therapie zusammen mit dem Patienten zu entwickeln (Pelikan et al., 2010: 292).

Alle Mitglieder des multiprofessionellen Teams sind an dem Aufbau einer tragfähigen Beziehung beteiligt. Zur Reflektion der Kommunikationsprozesse oder eines gestörten Beziehungsaufbaus (zum Patienten, seinen Angehörigen oder zu einzelnen Teammitgliedern) sind Fallbesprechungen oder Supervision im Team hilfreiche Instrumente, um Störungen gemeinsam zu analysieren und miteinander neue Lösungswege zu vereinbaren (Arnold et al., 2014, S. 460).

Um Menschen ein höchstmögliches Maß an Selbstbestimmung zu ermöglichen, ist es nach Naidoo und Wills (2003: 96) erforderlich, dass sie

- ihren mangelnden Einfluss erkennen und verstehen lernen,
- ihre Lage als ernst genug empfinden, um sie ändern zu wollen, und
- daran glauben, dass sie imstande sind, durch zusätzliche Informationen, Unterstützungen und Kompetenzen ihre Lage auch verändern zu können.

Der Empowerment-Ansatz soll Menschen (mit chronischem Schmerzerleben) dazu befähigen, mehr Einfluss und Macht zur Veränderung ihrer Lebensumstände zu bekommen. Das multiprofessionelle Team hat die Aufgabe, die Gesundheit konzeptionell zu fördern und die Klienten bei der Erkennung und Lösung ihrer Gesundheitsprobleme zu unterstützen. Das ist eine wesentliche Grundlage für die erfolgreiche Umsetzung einer multimodalen vertrauensfähigen Schmerztherapie.

Erforderlich ist hierfür eine gute Qualifikation, aber auch das Erkennen der Möglichkeiten sowie der Reflektion der Grenzen therapeutischer Methoden.

Die Haltung des Therapeuten oder Behandlers zum Patienten stellt einen elementaren Beitrag zur erfolgreichen Therapieumsetzung.

Dabei wurden im Expertenstandard (DNQP, 2014, S. 125) fünf Ebenen der therapeutischen Haltung dargestellt, die gleichermaßen in Betracht gezogen werden sollen:

(1) »Zuversicht vermitteln – aber hohe Ansprüche und Erwartungen relativieren; Druck oder Idealisierungen seitens der Patienten nicht übernehmen
(2) Transparenz hinsichtlich diagnostischer Entscheidungen vermitteln –aber das Gespräch nicht bei medizinischen Themen bewenden lassen
(3) Psychosoziale Aspekte erfragen, die mit der Beschwerdesymptomatik in Verbindung stehen
(4) Dem Patienten die Beschwerden nicht absprechen, sondern seine subjektive Krankheitstheorie erfragen und daran anknüpfen – aber seine Erklärungsansätze nicht voreilig und unkritisch übernehmen
(5) Engagement und Verbindlichkeit zeigen – aber dem Impuls zum raschen Handeln nicht ohne weiteres nachgeben.«

Insbesondere in Bezug auf die Tumorschmerztherapie wird die Partizipation des betroffenen sowie seiner An- und Zugehörigen verdeutlicht.

Selbsthilfegruppen fördern die Eigeninitiative und Eigenverantwortung und sollten in Gesprächen als Information an die Betroffenen weiter gegeben werden.

8 Information, Schulung und Beratung von Patienten mit chronischem Schmerzerleben

Die Autoren des Sachverständigengutachtens für die Konzertierte Aktion im Gesundheitswesen betonen die strukturelle Bedeutung der Pflege bei der Prävention und Gesundheitsförderung. Ihrer Ansicht nach verfügen Pflegefachkräfte in den einzelnen Versorgungsbereichen über häufigen bzw. zeitintensiven Kontakt zu den Patienten. Des Weiteren definieren sie Pflege als eine personenbezogene Dienstleistung, deren übergeordnetes Ziel es ist, die Selbstständigkeit der Klienten zu erhalten, so weit wie möglich wieder herzustellen oder sie zu einem befriedigenden »Disease-Management« zu befähigen (Hasseler, 2006, S.38–39). Nach Hurrelmann (2000, S. 601) wird die Kombination von Kuration und Gesundheitsförderung bzw. Krankheitsprävention in Zukunft aufgrund der zunehmenden Lebenserwartung und einer damit verbundenen Zunahme chronisch und multimorbide Erkrankter verstärkt erforderlich. Neben der Beseitigung von Krankheitssymptomen müssen Strategien zur Gesundheitsförderung u. a. durch die Pflegekräfte ergänzend hinzukommen. Um den Bedarf von Patienten mit chronisch-degenerativen und chronisch-rezidivierenden Erkrankungen nach medizinischer Versorgung und intensiver Pflege zu decken, ist es erforderlich, dass die Pflegenden die Klienten zum einen bei der Wiederherstellung und Erhaltung der Funktionsfähigkeit sowie der Verhinderung von Folgeschäden unterstützen. Des Weiteren bedürfen diese vulnerablen Menschen insbesondere psychologischer und sozialer Unterstützung, sie benötigen fundierte Informationen und Beratungen, Hilfen bei der Sicherung ihrer Autonomie und Lebensqualität sowie Angebote zum Austausch über Erfahrungen, Bedürfnisse und Probleme. Der Fokus liegt hierbei auf der strikten Orientierung am Bedarf und den Bedürfnissen der Betroffenen. Die Orientierung am Betroffenen erfordert Konzepte, mit denen die noch vorhandenen Gesundheitspotenziale analysiert und gesichert werden können. Diese Konzepte überschreiten den Rahmen eines ausschließlich kurativen medizinischen Handelns.

Erste Schritte zur Nutzung des Potenzials, das Pflegende im Rahmen der Ausbildung, aber noch mehr durch Spezialisierung im Anschluss an die Ausbildung erwerben, zeigen sich mit der Verabschiedung des Pflege-Weiterentwicklungsgesetzes und der Änderung der Berufsgesetzgebung (DBfK, 2011, S.9.).

Eine wesentliche Rolle bei der Gesundheitsförderung und Bewältigung von Krankheit spielen Anleitung, Schulung und Beratung als Aspekte der Patienten- und Angehörigenedukation. Diese Elemente gehören zum konstitutiven Bestandteil des professionellen pflegerischen Handelns – auch wenn in den derzeit erlebten Arbeitsbereichen der Pflegekräfte in einem Umfeld biomedizinisch geschulter Gesundheitsprofessionen nur wenig Augenmerk auf diesen Kernbereich gelegt wird (zu Lasten der Patienten).

Diese »edukative« Komponente in der Pflege fördert die Selbststeuerungskompetenz von Patienten und ihren Angehörigen. Es gibt bereits viele positive Erfahrungswerte, die den Nutzen der Patientenschulung und -anleitung verdeutlichen. Durch eine intensive Edukation (Anleitung, Schulung und Beratung) in den sensiblen Umgang mit Krankheitssymptomen, für eine frühzeitige Einleitung geeigneter Hilfemaßnahmen und den Erwerb eines kompetenten Nutzens des Versorgungssystems wird der Betroffene zum Experten für die eigene Krankheitsbewältigung (Hurrelmann, 2000, S. 603). Schaeffer (1995 in: Hurrelmann, 2000, S. 604) betont, dass das »Gesundheitstraining« zum Ziel hat, dass es zu einer möglichst optimalen Einstellung des Betroffenen auf die unvermeidlich bestehende Krankheit kommt. Dafür werden durch die Anleitungs-, Beratungs- und Schulungsmaßnahmen die verbliebenen Gesundheitspotenziale aktiviert und somit die Rückgewinnung oder eine Aufrechterhaltung einer autonomen Lebenspraxis trotz der chronischen Krankheit gesichert.

In der konkreten Patientenberatung geht es um die Stärkung der sozialen Kompetenz, die Förderung von individuellen Handlungskompetenzen zur Problembewältigung und die Erhöhung der Selbststeuerungsfähigkeit der Betroffenen. Professionelle Beratung hat immer einen unterstützenden und begleitenden Charakter. Mit der

Novellierung des Krankenpflegegesetzes 2004 wurde die Fähigkeit zur Beratung als Ausbildungsziel in der Gesundheits- und Krankenpflege sowie in der Altenpflege durch den Gesetzgeber festgelegt. Professionelle Beratung orientiert sich am Problemlösungsprozess, der nach Krause in folgenden Schritten verläuft (Krause, 2003 in: DBfK, 2011, S.11):

1. Analyse des Ist-Zustands
2. Rollen- und Auftragsklärung
3. Festlegung des Soll-Zustands
4. Planung der Lösungswege/Maßnahmen
5. Durchführung der Maßnahmen
6. Kontrolle/Evaluation der Ergebnisse

Nach Hurrelmann (2000, S. 606) sollten Ziele der direkten Patientenberatung sein:

- Förderung der Fähigkeit, eigene Wünsche und Bedürfnisse klar zu benennen
- Erhalt von Informationen zu den Behandlungsalternativen und ihren Wirkungen und Nebenwirkungen
- Beteiligung an der Ausgestaltung von therapeutischen Maßnahmen und der begleitenden Betreuungsprozesse
- Erkennen von individuellen Spielräumen
- Behalten der Entscheidungshoheit für alle relevanten Schritte im Behandlungsprozess
- Einfordern von Hilfen bei der Auseinandersetzung mit Krisen und psychischen Existenzfragen bis hin zum Sterben.

Bei der Beratung geht es um die Stärkung des Klienten in Bezug auf eine realistische Einschätzung des Krankheitsverlaufs und das individuelle Einleiten der empfohlenen Linderung und Beeinflussung von Symptomen (Hurrelmann, 2000, S. 605–606).

In den Leitlinien, die für den Expertenstandard »Schmerzmanagement in der Pflege bei chronischen Schmerzen« ausgewertet wurden, sind keine Aussagen zu den Wirkweisen, Durchführungen oder dem theoretischen Hintergrund von Edukation gemacht, sondern überwiegend die Inhalte und Ziele hierfür ausgewiesen. Selten wird der pflegerische Anteil der Patientenedukation deutlich gemacht (DNQP, 2014, S. 150). Der pflegerische Anteil in einer individuellen Patientenedukation sollte auf Strategien zur Prävention und Behandlung unerwünschter Nebenwirkungen sowie der Aufklärung von Mythen liegen. Dem Betroffenen muss die hohe Relevanz verdeutlicht werden, der betreuenden Pflegefachkraft direkt ungelinderten Schmerz, Änderungen des Schmerzes, neue Schmerzquellen sowie unerwünschte Nebenwirkungen darzustellen, bewusst sein.

Im Expertenstandard sind zu verschiedenen Schwerpunktthemen weitere Anforderungen an die Patientenedukation aufgeführt (DNQP, 2014, S. 151–161).

Tab. 7: Weiterführende Informationen zur Patientenedukation im Schmerzmanagement.

Weiterführende Informationen im Expertenstandard (DNQP, 2014) zu Patientenedukation …	Evidenzbasierte Patienteninformationen (Zugriff am 03.03.2016) unter: https://www.dnqp.de/fileadmin/HSOS/Homepages/DNQP/Dateien/Expertenstandards/Schmerzmanagement_in_der_Pflege_bei_chronischen_Schmerzen/Schmerz-chron_AnlageLit-Studie_II.pdf
bei Kindern mit nicht-tumorbedingten chronischen Schmerzen	–
im Tumorschmerzmanagement	Arbeitsgemeinschaft der Wissenschaftlichen Medizinischen Fachgesellschaften e. V., der Deutschen Krebsgesellschaft e. V. und der Stiftung Deutsche Krebshilfe (2015). Patientenleitlinie Palliativmedizin für Patientinnen und Patienten mit einer nicht heilbaren Krebserkrankung. http://www.awmf.org/uploads/tx_szleitlinien/128-001OLp_S3_Palliativmedizin_2015-09.pdf

Tab. 7: Weiterführende Informationen zur Patientenedukation im Schmerzmanagement. – Fortsetzung

bei langfristiger Opioidtherapie nicht-tumorbedingter chronischer Schmerzen	Deutsche Diabetes Gesellschaft et al. (2014). Patientenversion der wissenschaftlichen Leitlinie »LONTS« Langzeitanwendung von Opioiden bei chronischen Nicht Tumor-bedingten Schmerzen. http://www.awmf.org/uploads/tx_szleitlinien/145-003p_S3_LONTS_2014-09.pdf
nicht-tumorbedingten chronischen Schmerzen	Bundesärztekammer (BÄK), Arbeitsgemeinschaft der Deutschen Ärztekammern, Kassenärztliche Bundesvereinigung (KBV), Arbeitsgemeinschaft der Wissenschaftlichen Medizinischen Fachgesellschaften (AWMF) (Hrsg.) (2010). Patienten-Leitlinie zur Nationalen Versorgungs-Leitlinie Kreuzschmerz. http://www.awmf.org/uploads/tx_szleitlinien/nvl-007p_S3_Kreuzschmerz_2013-08.pdf Dt. Ges. für Anästhesiologie und Intensivmedizin et.al. (2013). Epidurale Rückenmarkstimulation zur Therapie chronischer Schmerzen. http://www.awmf.org/uploads/tx_szleitlinien/041-002p_S3_Epidurale_R%C3%BCckenmarkstimulation_2013-07_verlaengert.pdf Deutsche Gesellschaft für Neurologie et al. (2012). Patientenversion der wissenschaftlichen Leitlinie »Definition, Ursachen, Diagnostik und Therapie des Fibromyalgiesyndroms. http://www.awmf.org/uploads/tx_szleitlinien/041-004p_S3_Fibromyalgiesyndrom_2012-04.pdf

9 Einbindung von pflegerischen Schmerzexperten in die Versorgung

Beim Vorhandensein einer instabilen chronischen Schmerzsituation, die nicht kurzfristig in eine stabile Schmerzsituation überführt werden kann, zieht die Pflegefachkraft, sofern sie selber nicht ausreichend qualifiziert ist, einen pflegerischen Schmerzexperten für ein multidimensionales Assessment hinzu und informiert den behandelnden Arzt (DNQP, 2014, S. 32). Ist im Rahmen eines stationären Aufenthaltes die Umsetzung eines differenzierten multidimensionalen Schmerzassessments nicht möglich, ist dieses von der Pflegefachkraft nachzuholen. Für die Weiterbetreuung in eine schmerztherapeutische Behandlung in einer Schmerzambulanz oder Schmerzpraxis koordiniert sie dieses im Sinne des Entlassungsmanagements (DNQP, 2014, S. 32).

Für die Umsetzung des Schmerzmanagements setzt das DNQP (2011 und 2014) eine Wissensfundierung der Pflegekräfte in Aus-, Fort- und Weiterbildungen voraus. Die Pflegefachkraft ist dadurch dazu befähigt, ein individuelles initiales und differenziertes Schmerzassessment mit entsprechenden Instrumenten durchzuführen. Des Weiteren bedarf es interner und externer Verfahrenregelungen zwischen den Berufsgruppen und den verschiedenen Einrichtungen sowie eine interdisziplinäre Kooperation, die die Vorgehensweisen und Zuständigkeiten im Rahmen des Schmerzmanagements beschreibt.

Im Expertenstandard für das Schmerzmanagement in der Pflege bei akuten Schmerzen (DNQP, 2011, S. 109) wird, orientiert an internationalen pflegespezifischen Standards, empfohlen, dass Pflegeexperten in Zusammenarbeit mit einem multiprofessionellen Team einen Schmerzmanagement-Plan entwickeln.

Dieser beinhaltet:

- die Ergebnisse des (initialen und differenzierten) Assessments, inklusive der Ursachen des Symptoms Schmerz sowie die wirksamsten pharmakologischen und nicht-pharmakologischen Strategien sowie
- Maßnahmen des Schmerzmanagements sowie der augenblickliche und zukünftige Behandlungsplan (in der Palliativversorgung entspricht dieses der »vorausschauenden Kriseninterventionsplanung«)

Qualifizierte Schmerzexperten haben ein hohes Maß an Wissen und Kompetenz in Weiterbildungen erworben. Besonders hervorzuheben sind hier die Qualifikationen zur »Pain Nurse« sowie zur »alegiosologischen Fachassisstenz«. Derzeit wird in Fachgruppen der Deutschen Gesellschaft für Palliativmedizin in der Arbeitsgruppe Bildung sowie der Fachgruppe Pain Nurse des DBfK erarbeitet, welche Formalqualifikation für die Rolle der pflegerischen Expertise erforderlich ist (Doll, 2014, S. 263). Ebenso haben fachweitergebildete Palliative-Care Pflegekräfte eine grundlegende Qualifikation in Bezug auf das Schmerzmanagement im Rahmen der Weiterbildung erworben. In den Bachelorstudiengängen zum B.Sc. Pflege wird zum Teil das Phänomen »Schmerz« in Studienmodulen bearbeitet, so dass hier eine akademische Expertise gewonnen wird.

Der Schmerzexperte ist dafür verantwortlich, dass bei einer instabilen Schmerzsituation ein mehrdimensionales Schmerzassessment durchgeführt wird und dass die leitliniengestützte Versorgungsplanung (Case Management) in Kooperation mit dem behandelnden Arzt umgesetzt werden kann.

10 Multiprofessionelle Umsetzung der medikamentösen und nicht-medikamentösen Schmerztherapie

Aus der Leitlinienanalyse der Expertengruppe des DNQP (2014, S. 120) wird deutlich, dass aus Sicht der deutschen ärztlichen Leitlinien der behandelnde Haus- oder Facharzt sämtliche Behandlungsschritte sowie die Einbeziehung weiterer Behandlungen plant und koordiniert. Er hat die zentrale Aufgabe eine kontinuierliche Aufklärung und Motivation zu einer geeigneten Lebensführung sowie die Vermeidung chronifizierungsfördernder und/oder nicht-evidenzbasierter Verfahren bei dem Patienten durchzuführen. Erst unter Hinzunahme internationaler Leitlinien wird die Bedeutung des multiprofessionellen Teams verdeutlicht.

In der Tumorschmerztherapie hat die wirksame medikamentöse Schmerztherapie, auf der Grundlage des WHO-Stufenschemas im ambulanten und stationären Setting, absoluten Vorrang. Hier gelten die pharmakologischen Prinzipien: »über den Mund, nach der Uhrzeit und nach dem WHO-Stufenschema« (DNQP, 2014, S. 121). Diese gelten auch für Kinder, hier wird die Stufe II allerdings übersprungen, da die Sicherheit bei unzureichender Evidenz nicht nachzuweisen ist (Siehe hierzu auch: Schwermann, 2015 S. 45–60).

Der Expertenstandard (DNQP 2011) stellt die Rolle der Pflegekräfte im Rahmen der Umsetzung eines fundierten Schmerzmanagements in den Mittelpunkt. Das stellt die Betroffenen häufig vor enorme Anforderungen in der Berufspraxis, da in den medizinischen Leitlinien die Rolle der Pflegekräfte häufig nur sehr marginal bis gar nicht dargestellt wird. In den Augen vieler Mediziner wird der Pflegeberuf weiterhin als ein Assistenzberuf wahrgenommen, was der aktuellen Entwicklung des Pflegberufes, auch in Bezug auf die vielen Weiterbildungen zu Experten und die Akademisierung, nicht gerecht wird.

Im Rahmen des Schmerzmanagements können diverse Berufsgruppen einen enormen Beitrag zur Schmerzlinderung schaffen. In Bezug auf den akuten Schmerz muss heute niemand mehr unter Schmerzen leiden. Elementar hierfür ist aber die gegenseitige Anerkennung der unterschiedlichen Expertisen, die für einen kollegialen Austausch genutzt wird.

Eine wesentliche Voraussetzung für das Gelingen eines systematischen und zielgruppenorientierten Schmerzmanagements liegt darin begründet, das alle Beteiligten eine einheitliche Sprache sprechen. Eine wesentliche Grundlage sind hierfür die Aussagen der Betroffenen, die ernst genommen werden und in Form der Schmerzanamnese und Schmerzassessments kontinuierlich in einem Schmerzprotokoll dokumentiert und für die Entwicklung einer individuellen und zielorientierten Schmerztherapie genutzt werden.

Hierfür ist das Schaffen einer vertrauensvollen Beziehung zwischen Pflegeperson und Patient als therapeutische Intervention von den anderen Berufsgruppen anzuerkennen. Diese Partnerschaft kann essentieller Bestandteil des Schmerzmanagements sein. Eine Person, die unter Schmerzen leidet, kann enorm verletzlich sein. Sie benötigt Bezugspersonen, die dabei behilflich sind, mit den Schmerzen zurechtzukommen, aber auch, um lebenswichtige Kommunikationsfertigkeiten für den Umgang mit anderen Gesundheitsfachpersonen zu entwickeln. Den häufigsten Kontakt hat diese Berson zur Bezugspflegekraft.

Die Herausforderung besteht jedoch nicht in der Anhäufung von Fachperspektiven, sondern in der Integration, Balancierung von Widersprüchen und Unterschieden zugunsten eines gemeinsamen Ziels, einer gemeinsamen Haltung zugunsten des Schmerzbetroffenen (Heller 2007, S. 201). Unter Interdisziplinarität wird die Nutzung von Ansätzen, Denkweisen oder auch Methoden verschiedener Fachrichtungen verstanden. Dafür ist es entscheidend, dass jede Berufsgruppe und jeder Einzelne sich seiner Stärken und Schwächen bewusst wird, aber auch weiß, wo er Entlastung und Hilfe bekommen kann. Wesentliche Voraussetzung ist hierfür ein öffentlicher Rahmen, in dem die verschiedenen Disziplinen und Teammitglieder offen miteinander in den Diskurs treten können. Dafür müssen im Vorfeld die Rollen und Hierarchien der einzelnen Gesprächspartner geklärt sein. Es erfordert ein gesundes Bewusstsein der eigenen Person und der eigenen Profession. »Jeder kennt dann seinen Platz im Team und kann sich darauf konzentrieren, ob die eigene Einbindung für den Prozess hilfreich ist oder nicht und kann sich dann auch einmal bescheiden zurückziehen« (Müller & Kern 2006).

Unter Interdisziplinarität wird verstanden, dass der Wissensfundus aller Beteiligten und Disziplinen bewusst gemacht wird und sich jeder entsprechend seiner Fähigkeiten und Qualifikationen kreativ einbinden kann. Die Führungskräfte müssen Rahmenbedingungen schaffen, um die Schnittstellen und Qualifikationen innerhalb einer Institution, aber auch nach außen transparent zu machen, die Zusammenarbeit der verschiedenen Disziplinen zu fördern und zu optimieren. Diesbezüglich muss eine multiprofessionelle Zusammenarbeit als wertvoll und sinnvoll für eine gute Patientenversorgung angesehen werden.

Umgekehrt ist es erforderlich, dass alle beteiligten Mitarbeiter einer Institution konstruktiv daran mitwirken, dass der Kontakt zu diesen Schnittstellen gepflegt wird und Konflikte konstruktiv gelöst werden können. Es gibt viele gute Beispiele, wie die Interdisziplinarität in den Teams gefördert werden kann. Dazu werden im Folgenden ein paar Punkte aufgeführt:

- Bewusstwerden über die eigene Rolle im Team, die eigenen Stärken und Schwächen
- Identifikation mit dem Berufsbild
- Einüben von wertschätzendem Verhalten, Betonung des Positiven
- Respekt vor dem Anderen wahren
- Angstfrei Kritik- und Grenzerfahrungen äußern
- Kommunikations- und Konfliktfähigkeit einüben
- Zeit nehmen und Offenheit für Problemgespräche
- Kommunikationsstörungen wahrnehmen und in Ruhe besprechen
- Verdeutlichung von Verantwortlichkeiten und Delegation
- Förderung der Kooperation, Vernetzung außer Haus (z. B. in Bezug auf das Entlassungsmanagement)
- Aneignung von Fach- und Methodenkompetenz in Bezug auf die Umsetzung des Schmerzmanagements
- Teambesprechungen zur Besprechung von Konflikten und Belastungen

Die Förderung einer gelingenden Interdisziplinarität ist eine anspruchsvolle Aufgabe. Eine gelungene und von Respekt geprägte

Kommunikation ist unbedingt nötig, um optimal für das ganzheitliche Wohlbefinden der Betroffenen und ihrer Angehörigen sorgen zu können. Eine gute Kommunikation fördert auch die Berufszufriedenheit der Pflegekräfte.

Bereits im frühen Stadium einer progredienten Erkrankung sollte das Schmerzmanagement mit dem Betroffenen besprochen und im interdisziplinären Team geplant werden, insbesondere in Bezug auf das Tumorschmerzmanagement. Bei einer frühen Beratung der Betroffenen ist es nachgewiesen, dass effektives Pflegehandeln therapeutische Wirkung zeigt und positive Auswirkungen auf das körperliche, psychologische, soziale und spirituelle Wohlbefinden haben kann (NHS, 2009 in: DNQP, 2014, S. 121).

In der Handlungsempfehlung zum chronischen Schmerz der DEGAM (2013) sind folgende Therapieziele für die hausärztliche Praxis in der S1-Leitlinie aufgeführt:

- Aufklärung: Bedeutung psychosozialer Faktoren, aktive Bewältigungsstrategien
- Auf der Grundlage der individuellen Patientenziele wird ein Behandlungsplan erstellt unter Einbezug der Schmerzlinderung (mit 30 %iger Verbesserung der Schmerzintensität), der Verbesserung der Lebensqualität, Funktion, Stimmung, private, berufliche und soziale Partizipation sowie der Reduktion des Analgetikakonsums
- Umsetzung einer strukturierten Patientenführung (mit der regelmäßigen Wiedereinbestellung in die Praxis zur Evaluation der gesetzten Ziele und zur Vermeidung einer Exazerbation der Beeinträchtigungen)
- Medikamentöse Schmerztherapie bei
  - nozizeptivem Schmerz: WHO-Stufenschema
  - Neuropathischem Schmerz: Antikonvulsiva, ggf. Antidepressiva, lang wirksame Opioide, ggf. Lidocain- oder Capsaicin-Pflaster
  - Funktionellen Schmerzen: ggf. Antidepressiva, keine Opioide
- Nichtmedikamentöse Schmerztherapie:
  - Aktivierende Maßnahmen
  - Entlastungsgespräche

- Ggf. Physiotherapie oder Funktionstraining
  - Psychotherapie
  - Entspannungsverfahren, Stressbewältigungstherapien
  - physikalische Therapien
- Weitere Maßnahmen: Selbsthilfegruppen, ggf. Antrag auf Rehabilitation, Vermittlung sozialrechtlicher Beratung

Bei der multimodalen Schmerztherapie handelt es sich um eine interdisziplinäre Diagnostik und Behandlung von mindestens zwei Fachdisziplinen (obligatorisch eine psychiatrische, psychosomatische oder psychologische) sowie die Umsetzung von mindestens drei der folgenden Therapieverfahren des multiprofessionellen Teams:

- Psychotherapie
- Spezielle Physiotherapie
- Entspannungsverfahren
- Ergotherapie
- Medizinische Trainingstherapie
- Sensomotorisches Training
- Arbeitsplatztraining
- Kunst- oder Musiktherapie oder sonstige übende Therapien

Die Leitung übernimmt der behandelnde Facharzt (DNQP, 2014, S. 121). Die Überprüfung des Behandlungsverlaufs erfolgt Kriterien geleitet und mit abschließender Teambesprechung.

> »Zentrales Behandlungsziel ist die Wiederherstellung der objektiven und subjektiven Funktionsfähigkeit (»functional restoration«) mit Steigerung der Kontrollfähigkeit und des Kompetenzgefühls der Betroffenen, die Vorgehensweise ist ressourcenorientiert«(Arnold et al., 2009, S. 112–114).

Zur kurzfristigen Verminderung von Schmerzen sind Empfehlungen und Behandlungsverfahren wirksam, die den Betroffenen ermöglichen:

- aktiv zu bleiben
- eine pharmakologische-analgetische Behandlung zu erhalten
- physikalisch-medizinische Maßnahmen wahrzunehmen
- Entspannungsübungen zu erlernen
- Verhaltenstherapie zu erfahren.

Für die multimodale Schmerztherapie sind aber auch länger anhaltende Effekte nachgewiesen, die die Lebensqualität verbessern sowie die Arbeitsfähigkeit wiederherstellen. Wichtig ist eine fundierte Indikationsstellung für eine multimodale Schmerztherapie, da diese personell sehr aufwendig und mit hohen Therapiekosten verbunden ist (Arnold et al., 2009, S. 114).

Medikamentöse Therapie bei nicht-tumorbedingten Schmerzen

Grundsätzlich sollten medikamentöse Schmerztherapien kontinuierlich evaluiert werden. Die Evaluation insbesondere der Opioidtherapie soll eine Überprüfung der funktionsorientierten Ziele verfolgen. Bleibt eine Schmerzlinderung sowie die Funktionsverbesserung aus, stellt sich die Opioidtherapie als kontraindiziert dar. Auch muss ein regelmäßiger Auslassversuch durchgeführt werden, mindestens alle sechs Monate (DNQP, 2014, S. 130).

In Bezug auf die medikamentöse Behandlung neuropathischer Schmerzen bezieht sich die Expertengruppe des Expertenstandards auf die Arbeit zum medikamentösen Therapiemanagement in vier Schritten von Dwonkin et al. (2007 in DNQP, 2014, S. 130, ► Tab. 8).

Tab. 8: Schrittweises Therapiemanagement bei neuropathischen Schmerzen (DNQP, 2014, S. 130–131).

Schritt 1	• Assessment und Diagnosestellung • Ggf. Überweisung an einen Schmerzspezialisten • Ursachenanalyse/-behandlung • Identifikation von Komorbiditäten, die durch die Therapie gelindert oder verstärkt werden können • Kommunikation mit dem Betroffenen über die Diagnose und Abstimmung über realistische Erwartungen an therapeutische Möglichkeiten

Tab. 8: Schrittweises Therapiemanagement bei neuropathischen Schmerzen (DNQP, 2014, S. 130–131). – Fortsetzung

Schritt 2	• Beginn der ursachenbezogenen Therapie und der Symptomtherapie mit folgenden Maßnahmen – Tricylisches Antidepressivum oder – SSNRI® – Gabapentin oder Pregabalin • Bei lokal eingrenzbaren neuropathischen Schmerzentopische Mittel wie lokales Lidocain • In wenigen Fällen (akute neuropathische Schmerzen, neuropathische Krebsschmerzen oder episodische Schmerzattacken) kann ein schwaches Opioid eingesetzt werden. • Ergänzend können nicht-medikamentöse Schmerztherapiemaßnahmen angeboten werden.
Schritt 3	• Regelmäßige Überprüfung der Schmerzintensität (angestrebt wird: NRS kleiner als 3) und gesundheitsbezogener Lebensqualität. • Kann der NRS-Wert nicht unter 4 reduziert werden, sollten zusätzliche Gaben von Medikamenten aus dem Schritt 2 gegeben werden. • Bei einer Schmerzlinderung um weniger als 30 % des Ausgangswertes, trotz maximaler Dosen und ausrechend Zeit für den Therapieversuch soll ein Wechsel zu einem anderen Medikament aus dem Schritt 2 erfolgen.
Schritt 4	• Kann mit Medikamenten aus Schritt 2 auch in Kombination keine ausreichende Schmerzreduzierung erzielt werden, sollte ein schwaches Opioid oder die Überweisung zu einem Schmerzspezialisten oder einem multiprofessionellen Schmerzzentrum erfolgen.

Bei bestimmten Schmerzzuständen sind auch sogenannte Koanalgetika (auch Adjuvanzien) zur Optimierung der Schmerztherapie indiziert. Das sind Medikamente, deren Indikationsbereich die Schmerzzustände zunächst nicht einschließt, die aber ebenfalls eine analgetische Wirkung besitzen. Sie können alleine oder in Kombination mit anderen Analgetika gegeben werden. Beispiele für Koanlagetika in der Schmerztherapie sind:

- **Antidepressiva:** bei neuropathischen Schmerzen mit brennender Qualität, nicht-spezifische funktionelle und somatoforme Körperbeschwerden oder tumorbedingte neuropathische Schmerzen (Anxiolytika, Hypnotika, Tranquilizer oder Neuroleptika sollten bei nicht-spezifischen, funktionellen und somatoformen Körperbeschwerden nicht gegeben werden (DNQP, 2014, S. 138)).
- **Anitkonvulsiva** (= Antiepileptika): bei neuropathischen Schmerzen mit einschießender, elektrisierender Qualität (z. B. Trigeminusneuralgie) oder tumorbedingten neuropathische Schmerzen.
- **Kortikosteroide:** abschwellende Wirkung, z. B. bei Kompressionen von Nervenstrukturen
- **Kalziumstoffwechselregulatoren:** bei Knochenmetastasen, Osteolysen, Osteoporose

Management medikamentöser Nebenwirkungen

Obstipation

90 % aller Patienten unter Opiattherapie leiden unter Obstipation. Damit ist die Obstipation die häufigste Nebenwirkung. Durch Bindung der Opioide an Opioidrezeptoren im Darm und im ZNS kommt es zu einer Verzögerung der Darmpassage durch Hemmung der Darmmotilität. Der verzögerte Transport des Darminhaltes bedingt einen vermehrten Wasserentzug und damit Eindickung des Stuhls. Die Symptome der Obstipation reichen vom Unbehagen, Völlegefühl über Inappetenz, Meteorismus bis hin zur Übelkeit und halten die gesamte Opioidtherapie an und können noch zunehmen.

Tab. 9: Therapie der opioidbedingten Obstipation (Thomm, 2011, S. 56–57)

Medikamentöse Maßnahmen	Nicht-Medikamentöse Maßnahmen
Die prophylaktisch Gabe ist indiziert • Lactulose • Laxantientherapie (z. B. Movicol®, Laxoberal®) • RELISTOR als peripherer, selektiver Antagonist des µ-Opioidrezeptors • Ausschließliche Blockade in peripheren Geweben ohne Beeinträchtigung der opioidvermittelten analgetischen Effekte im ZNS. (Wenn das Ansprechen auf eine Therapie mit üblichen Laxantien unzureichend ist)	• Flüssigkeit • Bewegung/frühzeitige Mobilisation • Faserreiche Ernährung, Vollkornkost • Pflaumensaft • Knollengemüse, Kartoffeln, Hülsenfrüchte • Birnen, Pfirsiche, Kirschen, Dörrobst, Feigen usw.

Übelkeit und Erbrechen

Diese beiden Symptome treten bei etwa 20 % aller Patienten mit einer Opioidtherapie auf. Im Verlauf kommt es dann bedingt durch eine Toleranzbildung gegenüber der emetischen Wirkung des Opioids zur deutlichen Symptombesserung. Aufgrund dieser Tatsachen ist es ratsam den Beginn einer Opioidtherapie mit Antiemetika zu flankieren.

Die Ursachen der opioidinduzierten Übelkeit und des Erbrechens liegen in der direkten

Wirkung der Opioide auf den Magen-Darm-Trakt. Opioide erregen zudem Dopaminrezeptoren, die eine emetogene Wirkung der Opioide hervorrufen. Pflegekräfte sollten die Betroffenen über die emetische Wirkung zu Beginn der Opioidtherapie aufklären und die Wirkung der Antiemitika überprüfen. Bei schwerem, langanhaltendem Erbrechen sollte ein Wechsel des Opioids oder der Applikationsart angestrebt werden (DNQP, 2014, S. 141).

Tab. 10: Therapie opioidbedingter Übelkeit und Erbrechen

Medikamentöse Maßnahmen	Nicht-Medikamentöse Maßnahmen
• Prokinetika, z. B. Paspertin® • Neuroleptika, z. B. Haloperidol • Anticholinergika, z. B. Scopolamin • Cannabinoide (Tetrahydrocannabiol)	• für den Patienten unangenehme Gerüche beseitigen, die Übelkeit auslösen • kleine appetitliche Mahlzeiten anbieten; nichts anbieten, was bei dem Patienten Übelkeit auslöst • für frische Luft sorgen • Auffanggefäß, möglichst verschließbar bereithalten, zügige Entsorgung von Erbrochenem • Mundpflege ermöglichen • Pfefferminzpastillen lutschen lassen

Benommenheit und Sedierung

Die Sedierung ist durch die zentral dämpfende Wirkung der Opioide bedingt. Sie besteht insbesondere zu Beginn der Opioidtherapie. Die Sedierung ist abhängig von der Dosis des Opioids und von gleichzeitiger Gabe anderer sedierender Substanzen.

Bei anhaltender Vigilanzbeeinträchtigung ist es notwendig die Opioiddosis zu reduzieren oder das Opioid auszutauschen. Zu berücksichtigen ist eine frühzeitige Information an die Betroffenen und ihre Angehörigen und die Schaffung einer sicheren Umgebung sowie ein besonderer Fokus auf Maßnahmen zur Sturzprophylaxe. Die Einnahmeabstände sollten gegebenenfalls verlängert werden. Eine regelmäßige Kontrolle der Ansprechbarkeit und der Kreislaufsituation ist angezeigt. Bei einer Benommenheit, die länger als 72 Stunden dauert, müssen die Ursachen für die Benommenheit ermittelt werden (DNQP, 2014, S. 142).

Tab. 11: Nebenwirkungen und Kontraindikationen einer nicht-opioiden Analgetikatherapie (in Anlehnung an DNQP, 2014, S. 144)

Präparat	Relevante Nebenwirkung	Kontraindikation
Paracetamol	• Bei mehr als 8–10 g pro Tag: Gefahr des Bronchospasmus oder toxischen Hepatitis. • Wirkverstärkung möglich bei gleichzeitiger Einnahme von Antikoagulantien	• Alkoholabhängigkeit • Leberschädigung (insbesondere bei älteren Menschen)
Metamizol	• RR-Abfall • Leukopenie • Agranulozytose • Anaphylaktischer Schock (bei schneller i. v. Gabe) • Schwere Hautreaktionen	
Nicht-steroidale Antirheumatika (NSAR)	• Übelkeit • Erbrechen • Entstehung von Magen-Darm-Ulcera • Bronchsospasmus • Anaphylaktischer Schock (bei Analgetika-Intoleranz) • Mögliche Nebeneffekte: • Magenulceration • Gastrointestinale Blutungen, Bluthochdruck, allergische Reaktionen • Anstieg kardiovaskulärer Ereignisse • Blutbildstörungen • Nierenversagen, Blutdruckanstieg und Ödeme	• Niereninsuffizienz
Acetylsalicylsäure	• Lang andauernde Hemmung der Blutgerinnung	• Bronchospasmus • Asthma • Rhinitis • Urtikaria

Nicht-medikamentöse Maßnahmen

Für eine frühe Einbeziehung der psychologischen Expertise in die Diagnostik und Therapie ist es erforderlich, dass der Arzt kommunikativ die Akzeptanz des Patienten für diesen Behandlungsansatz fördert. Hierbei muss den Betroffenen die Hinzunahme eines psychologischen Experten als Ergänzung zur somatischen Diagnostik und Therapie mitgeteilt werden.

Die Therapieziele psychologischer Maßnahmen sind im Expertenstandard wie folgt aufgeführt (DKM, 2012 in: DNQP, 2014, S. 145):

- Verbesserung der Lebensqualität
- Förderung der Selbstwirksamkeitsstrategien und mehr Teilhabe am Alltag
- Verhinderung von Chronifizierung und Selbstschädigung sowie Begleitung bei eingetretener Chronifizierung
- Relativierung hoher Ansprüche und Entwicklung eines realistischen Bildes von körperlicher Gesundheit durch Bewältigung
- Erweiterung des Erklärungsmodells des Patienten und regelmäßige Aktualisierung desselben, Vermittlung eines Verständnisses für die Wechselwirkungen zwischen Körperbeschwerden und psychosozialen Faktoren.

Komplementäre Maßnahmen werden in den von der Expertengruppe des DNQP (2014, S. 14-150) gesichteten Leitlinien vielfältig und in Abhängigkeit von der Ursache des Schmerzes aufgeführt. Für somatoforme Schmerzen wird empfohlen, komplementäre Heilmethoden zeitlich begrenzt und als Teil des Behandlungsplans zu integrieren.

In Bezug auf die nicht-medikamentöse Schmerztherapie bei Tumorerkrankungen wird insbesondere darauf hingewiesen, dass komplementäre Therapien trotz unklarer Evidenzlage im individuellen Schmerzmanagement bedeutend sein können.

Massagen werden ausschließlich für rheumatisch veränderte Hände empfohlen.

Akupunktur kann aus Sicht diverser Expertengruppen zum Einsatz kommen. Dies gilt allerdings nicht für die Rheumatoide Arthritis und Kopfschmerz vom Spannungstyp.

Wärmetherapie wird für die rheumatoide Arthritis positiv bewertet, nicht aber in den Phasen akuter Gelenkentzündungen. Weitere Anwendungen in Bezug auf den Nacken- und Kreuzschmerz werden aufgrund geringer Studienlage *nicht* empfohlen. In Bezug auf den Kreuzschmerz kann die Selbstapplikation gefördert und in Bezug auf das Fibromyalgie-Syndrom (FMS) kann eine zeitlich befristete Therapie durchgeführt werden.

Kälte wird als therapeutische Anwendung gegen chronischen Schmerz *nicht* diskutiert.

Meditative Techniken der meditativen Bewegungstherapie (Tai-Chi, Qi-Gong, Yoga usw.) unterstützen bei Betroffenen mit Fibromyalgiesyndrom (FMS und nicht-spezifischen Nacken- und Rückenschmerzen) das Wohlbefinden. Sie sind als Ergänzung zu anderen therapeutischen Interventionen sinnvoll.

TENS – die transkutane elektrische Nervenstimulation wird als Behandlung nicht-tumorbedingter chronischer Schmerzen für die FMS, den Tumorschmerz sowie chronische-nicht-spezifische Rückenschmerzen *nicht* empfohlen. Bei Nackenschmerzen bleibt eine Empfehlung aufgrund fehlender Evidenz aus. Gegen das chronische Blasenschmerzsyndrom ist der Einsatz von TENS in den Behandlungsalgorithmus aufgenommen worden.

11 Evaluation der Maßnahmen

Für die chronischen Schmerzen hat das DNQP (2014) folgende Zielsetzung ausgesprochen: »Jeder Patient/Bewohner mit chronischen Schmerzen erhält ein individuell angepasstes Schmerzmanagement, das zur Schmerzlinderung, zu Erhalt oder Erreichung einer bestmöglichen Lebensqualität und Funktionsfähigkeit sowie zu einer stabilen und akzeptablen Schmerzsituation beiträgt und schmerzbedingte Krisen vorbeugt.«

Individuell aufgestellte (Behandlungs-)Ziele sind die Größe, anhand derer die Effektivität des Schmerzmanagement bei einem Menschen mit chronischen Schmerzen überprüft wird.

In den Outcome-Kriterien zur Prüfung von Therapiezielen hat das DNQP (2014, S 87–88) aufgeführt, dass der Erfolg mit der Prüfung der Schmerzintensität mit den gängigen Skalen gemessen wird. Übersichtlich dargestellt sind die Schmerzintensitätsentwicklungsstufen im Verlaufsbogen bzw. im Schmerztagebuch.

In allen Outcome-Kriterien wird die Reduzierung der Schmerzintensität als die wichtigste Domäne bewertet. Alle Outcome-Kriterien bewerten den Zusammenhang von Schmerzerleben, bio-psycho-sozialer Auswirkung sowie die aktive Rolle des Patienten im Therapieprozess.

Ein weiteres Messkriterium sieht die Reduktion der Beeinträchtigung und Behinderung vor, die mit einem fundierten Schmerzmanagement erreicht werden soll. Ebenso können die reduzierten Arbeitsunfähigkeitstage der betroffenen Berufstätigen als Ergebnisgröße der Wiederherstellung der Funktionsfähigkeit ermittelt werden.

Mit Bezug zu einer Erfassung des bio-psycho-sozialen Krankheitsverständnisses können weitere Outcome-Kriterien damit dargestellt werden, dass die Betroffenen gelernt haben, ihre Selbstwirksamkeit oder Selbststeuerung durch edukative und psychotherapeutische Elemente wahrzunehmen und zu erhöhen. Dies kann dadurch begründet sein, dass sie monokausale Ursachenüberzeugungen überwunden haben und psychische Therapieziele erreichen konnten (BÄK, 2010 in: DQP, 2014, S. 88). Die Steigerung der Fähigkeit des Menschen mit chronischen Schmerzen, die Situation besser bewältigen zu können, lässt sich mit Instrumenten wie z. B. dem Coping Strategies Questionaire (Rosenstiel et al. in: DNQP, 2014, S. 88) messen. Dieses sind aber Instrumente, die derzeit von Seiten der Pflegekräfte nicht ausgefüllt werden.

Die North American Nursing Diagnosis Association (NANDA, 2012 in: DNQP, 2014, S. 90–91) hat im Rahmen der »Nursing Outcome Classification« (NOC) pflegehandlungsleitende patientenbezogene Ergebnisse vorgeschlagen und definiert:

1. Klientenzufriedenheit im Rahmen des Schmerzmanagements in Bezug auf das Ausmaß der positiven Wahrnehmung der pflegerischen Maßnahmen zur Schmerzlinderung
2. Nachteile psychologischer Auswirkungen des Schmerzes durch die Definition des Schweregrads der beobachteten oder berichteten kognitiven und emotionalen Auswirkungen auf psychische Schmerzen
3. Personenbezogene Maßnahmen zur Schmerzkontrolle
4. Schweregrad der beobachteten oder berichteten Effekte von chronischem Schmerz auf die tägliche Funktionsfähigkeit
5. Schweregrad der beobachteten oder berichteten Schmerzen

Weitere Evaluationskriterien leiten sich aus den Ergebniskriterien der Umsetzung des Prozessablaufs zum »Schmerzmanagement in der Pflege bei chronischen Schmerzen« ab (siehe hierzu auch Kap. 5).

Hierzu gehört auch die Überprüfung, ob bei einer instabilen Schmerzsituation ein Arzt sowie ein Schmerzexperte kontinuierlich in die Entwicklung der Behandlungsziele integriert wurden, bis die Schmerzsituation für den Betroffenen als akzeptabel angegeben wurde.

Aus Sicht der Institutionen gilt es, die Umsetzung des Expertenstandards zu evaluieren. Dies bedeutet, dass die Struktur-, Prozess- und Ergebniskriterien in Bezug auf die Umsetzung überprüft werden.

In Bezug auf die Strukturkriterien müssen folgende Aspekte für eine erfolgreiche Umsetzung des Expertenstandards durch die Institution gegeben sein:

Tab. 12: Strukturkriterien des Expertenstandards »Schmerzmanagement in der Pflege bei chronischen Schmerzen« (DNQP, 2014, S. 25)

Die Einrichtung	Die Pflegefachkraft
S 1b verfügt über aktuelle, zielgruppenspezifische Assessment- und Dokumentationsmaterialien und sorgt für die Verfügbarkeit von pflegerischen Schmerzexperten.	S 1a verfügt über aktuelles Wissen und die Kompetenz zur Differenzierung zwischen akutem und chronischem Schmerz und zur systematischen Schmerzeinschätzung.
S 2b Die Einrichtung verfügt über eine interprofessionell geltende Verfahrensregelung zum Schmerzmanagement für Patienten/Bewohner mit chronischem Schmerz.	S 2a verfügt über Planungs- und Koordinationskompetenzen bezogen auf das pflegerische Schmerzmanagement bei chronischen Schmerzen.
S 3b stellt sicher, dass Information, Schulung und Beratung unter Wahrung personeller Kontinuität umgesetzt werden können und stellt die notwendigen Materialien zur Verfügung.	S3a verfügt über notwendige Informations-, Schulungs- und Beratungskompetenzen.
S 4b stellt sicher, dass medikamentöse und nicht-medikamentöse Maßnahmen umgesetzt werden können.	S 4a verfügt über aktuelles Wissen zu • Medikamentöser und nicht-medikamentöser Schmerzbehandlung • Schmerzmittelbedingten Nebenwirkungen, deren Behandlungsmöglichkeiten und Prophylaxen • Kontraindikationen • Schmerzauslösenden Faktoren und schmerzvermeidenden Verhaltensweisen

Tab. 12: Strukturkriterien des Expertenstandards »Schmerzmanagement in der Pflege bei chronischen Schmerzen« (DNQP, 2014, S. 25) – Fortsetzung

Die Einrichtung	Die Pflegefachkraft
	S 5a verfügt über die Kompetenz, den Verlauf der Schmerzsituation, das Erreichen individueller Therapieziele und die Wirksamkeit der pflegerischen Maßnahmen zu beurteilen.

Der Gesetzgeber hat die Einführung und Anwendung der Expertenstandards in § 113a SGB XI gesetzlich geregelt:

> »(1) Die Vertragsparteien nach § 113 stellen die Entwicklung und Aktualisierung wissenschaftlich fundierter und fachlich abgestimmter Expertenstandards zur Sicherung und Weiterentwicklung der Qualität in der Pflege sicher. Expertenstandards tragen für ihren Themenbereich zur Konkretisierung des allgemein anerkannten Standes der medizinisch-pflegerischen Erkenntnisse bei.«

Die so gesetzlich geregelten Expertenstandards sind in den ambulanten und stationären (Altenhilfe-)Institutionen verpflichtend anzuwenden und werden im Rahmen von Transparenzprüfung des Medizinischen Dienstes der Spitzenverbände überprüft.

Im Folgenden wird hier Bezug zu den Kriterien für die stationäre Altenhilfe genommen, da diese besonders differenziert ermittelt werden.

In den Qualitätsprüfungs-Richtlinien/Transparenzvereinbarung, den Grundlagen der Qualitätsprüfungen nach den §§ 114 ff SGB XI in der stationären Pflege wird unter Punkt 6.3 b. und c. (MDS 2014, S. 34) z. B. in Bezug auf das Qualitätsmanagement erfragt, ob ein »Pflegerisches Schmerzmanagement« oder ein »Pflegerisches Schmerzmanagement – Chronischer Schmerz« umgesetzt wird.

Im Erhebungsbogen zur Prüfung beim Bewohner (Prozess- und Ergebnisqualität) unter Punkt 10 »Behandlungspflege« (MDS 2014, S. 42) wird ermittelt ob …

- eine aktive Kommunikation mit dem Arzt nachvollziehbar ist (10.1)
- die Durchführung der behandlungspflegerischen Maßnahmen den ärztlichen Anforderungen entspricht (10.2)
- die Medikamentenversorgung den ärztlichen Anordnungen entspricht (10.3)
- die Bedarfsmedikation der ärztlichen Anordnung entspricht (10.4)
- und der Umgang mit den Medikamenten sachgerecht ist (12.4)

Infolge wird ermittelt, ob …

- der Bewohner akute oder chronische Schmerzen hat (10.6)
- eine systematische Schmerzerfassung erfolgt (10.7)
- das Pflegeheim bei Schmerzpatienten eng mit dem behandelnden Arzt kooperiert (10.8)
- und Bewohner mit chronischen Schmerzen die verordneten Medikamente erhalten (10.9)

Somit wird derzeit bei den Transparenzprüfungen durch den MDK ermittelt, ob die Expertenstandards »Schmerzmanagement in der Pflege bei akuten und bei chronischen Schmerzen« (DNQP 2011; DNQP 2014) konkret in den Einrichtungen umgesetzt werden.

12 Verbesserungspotentiale für die Versorgungssituation in Deutschland

Im Pain-Proposal Projekt wird europaweit an einer gemeinsamen Sichtweise der Auswirkungen von chronischem Schmerz gearbeitet, um u. a. Handlungsempfehlungen für die Zukunft der Versorgung für chronisch Schmerzbetroffene festzulegen und zu formulieren (Initiative Wege aus dem Schmerz, 2010, S.10).

Demnach besteht dringender Handlungsbedarf in der Medizinerausbildung. Hier bedarf es einer Optimierung im Studienverlaufsplan, der Approbationsordnung sowie der Verbesserung von Weiterbildungsinhalten unter Berücksichtigung bio-psycho-sozialer Aspekte von chronischem Schmerz.

In Deutschland kann noch nicht von einer abgestuften Versorgung entsprechend der Vorgaben der Sozialgesetzgebung ausgegangen werden. Dies liegt zum einen daran, dass die Schmerztherapie nicht auf historisch gewachsene Versorgungsstrukturen zurückgreifen kann, zum anderen an der fehlenden Verfügbarkeit interdisziplinär-integrativ strukturierter Versorgungseinrichtungen (Arnold et al., 2009, S. 118).

Die integrierten Versorgungskonzepte stehen nur in sehr begrenztem Maß zur Verfügung, was bei den Schmerzbetroffenen ein unbefriedigendes Arzt-Hopping und die Krankenkarriere fördert.

Es fehlen definierte Behandlungspfade für Schmerzpatienten und klare Schnittstellen im Gesundheitswesen. Diese könnten durch den Aufbau integrierter Versorgungskonzepte von Seiten der Krankenkassen gefördert werden.

Der chronische Schmerz muss als eigenständige Krankheit anerkannt werden, damit er entsprechend in den Leistungsvereinbarungen der gesetzlichen Krankenkassen und den Fallpauschalen der Krankenhäuser sowie in eigenen Abrechnungsziffern für die Ärzte abgebildet werden kann (Initiative Wege aus dem Schmerz, 2010, S.10–11).

Nur mit einer gelungenen und reflexiven Kommunikation können Ziele, Rechte und Pflichten der Professionen ausgehandelt werden. Hier braucht es eine partnerschaftliche Zusammenarbeit zwischen Ärzten und Pflegekräften und weiteren Professionen für die Umsetzung eines fundierten Schmerzmanagements, gerade im nicht-spezialisierten Bereich.

Um die Anforderungen aus den Expertenstandards (2011 und 2014) umsetzen zu können, erfordert es nicht nur eine fundierte Qualifikation der Pflegekräfte, sondern auch eine dringende Adaption der Rahmenbedingungen (insbesondere der Personalquote) in den Arbeitsbereichen. Hier müssen die Pflegekräfte als eine qualifizierte Profession angesehen werden, die eine individuelle und ressourcenorientierte Versorgung der Betroffenen ermöglichen und dadurch Ressourcen zur Verfügung gestellt bekommen, durch die sie ihre (fachliche und intuitive) Expertise umsetzen können.

Für die höher chronifizierten Schmerzpatienten, die einen wachsenden Versorgungsbedarf haben, braucht es das wohnortnahe Angebot einer multimodalen Schmerztherapie. Sie haben das Recht, eine effektive Schmerzbehandlung, basierend auf dem Verständnis des Ablaufs des Krankheitsprozesses und der empfundenen Schmerzarten.

Im Fokus sollte die Schmerzlinderung, die Förderung der Lebensqualität sowie der (Alltags-)Aktivität stehen. Dies kann nur mit einer partizipativen Einbindung des Betroffenen in einem multiprofessionell orientierten Team geschehen.

Literatur

Altgeld, T.; Kolip, P. (2010): Konzepte und Strategien der Gesundheitsförderung. In: Hurrelmann, K.; Klotz, T.; Haisch, J. (Hrsg.): Lehrbuch Prävention und Gesundheitsförderung. 3., vollst. überarb. und erw. Aufl. Bern: Huber, 45–56.

Arnold, B., Brinkschmidt, T., Casser, H.-R., Gralow, I., Irnich, D., Klimczyk, K., Müller, G., Nagel, B., Pfingsten, M., Schiltenwolf, M., Sittl, R., Söllner, W. (2009). Multimodale Schmerztherapie. Konzepte und Indikation. Schmerz. 23. S. 112-120, DOI 10.1007/s00482-008-0741-x.

Arnold, B., Brinkschmidt, T., Casser, H.-R., Diezmann, A., Gralow, I., Irnich, D., Kaiser, U., Klasen, B., Klimczyk, K., Lutz, J., Nagel, B., Pfingsten, M., Sabotowski, R., Schesser, R., Schiltenwolf, M., Seeger, D., Söllner, W. (2014). Multimodale Schmerztherapie für die Behandlung chronischer Schmerzsyndrome. Der Schmerz , H 28, S. 459-472, DOI: 10.1007/s00482-014-1471-x

Bandura, A. (1997). The exercise of control. New York:Freemann, 1997.

Becker-Ebel, J. (Hrsg.) (2015). Palliative Care in Pflegeheimen und -diensten. Wissen und Handeln für Pflegekräfte. 4. Überarbeitete Aufl. Hannover: Schlütersche.

Bernatzky, G. & Likar, R. (2009). Der Schmerz ist älter als die Menschheit. In: Likar, R., Bernatzky, G., Märkert, D., Ilias, W. (Hrsg.). Schmerztherapie in der Pflege. Schulmedizinische und komplementäre Methoden. Wien: Springer, S. 15–20.

DBfK (Deutscher Berufsverband für Pflegeberufe) (2011): Gesundheitsförderung und Prävention – Handlungsfelder der Pflege. Verfügbar unter: https://www.dbfk.de/media/docs/download/Allgemein/Praevention-Handlungsfelder-der-Pflege-2011-08-23.pdf. [Stand: 02.03.2016].

DBFK-Deutscher Berufsverband für Pflegeberufe (2012). Zahlen – Daten – Fakten »Pflege« Hintergrundinformationen. http://www.dbfk.de/Startseite/Aktion-Tausche-wichtigen-gegen-guten-Arbeitsplatz/Zahlen—Daten—Fakten-Pflege-2012-01.pdf [Zugriff am 02.02.2016].

Deutsche Gesellschaft für Allgemeinmedizin und Familienmedizin (DEGAM). Chronischer Schmerz. AWMF-Registernr. 053/036. Verfügbar unter: http://www.awmf.org/uploads/tx_szleitlinien/053-036l_S1_Chronischer_Schmerz_2013-10.pdf [Zugriff am 02.03.2016].

Deutsches Netzwerk für Qualitätsentwicklung in der Pflege (DNQP) (Hrsg.) (2011). Expertenstandard Schmerzmanagement in der Pflege bei akuten Schmerzen. 1. Aktualisierung, einschließlich Kommentierung und Literaturstudie. Osnabrück: DNQP.

Deutsches Netzwerk für Qualitätsentwicklung in der Pflege (DNQP). (Hrsg.). (2014). Expertenstandard Schmerzmanagement in der Pflege bei chronischen Schmerzen. Sonderdruck, einschließlich Kommentierung und Literaturstudie. Osnabrück: DNQP.

Deutsche Schmerzgesellschaft e. V. (2012). Nationaler Aktionsplan – Bewusstsein schaffen. [Internet] Verfügbar unter: http://www.dgss.org/nationaler-aktionsplan/bewusstsein-schaffen/ [Zugriff am 02.03.2016]

Deutsche Schmerzliga e. V. (2013). Chronischer Schmerz: Daten, Fakten, Hintergründe. Ein Dossier der Deutschen Schmerzliga e. V. Verfügbar unter: http://schmerzliga.de/download/Dossier_Schmerzliga.pdf. [Zugriff am 02.03.2016]

Dietl, M., Korcak, D. (2011). Versorgungssituation in der Schmerztherapie in Deutschland im internationalen Vergleich hinsichtlich Über-, Unter- oder Fehlversorgung. In: Deutsches Institut für Medizinische Dokumentation und Information (DIMDI) (Hrsg.). Schriftenreihe Health Technology Assessment, Bd. 111. DOI: 10.3205/hta000094L, Köln: DIMDI.

Doll, A. (2014). Schmerzmanagement bei chronischen Schmerzen. In: Z Palliativmed., 15. Jg., S. 262–265.

Dräger, D., Könner, F., Budnick, A., Kreutz, R. & Kopf, A. (2014). Schmerz im Alter. In: Kuhlmey, A. & Renteln-Kruse, von W. (Hrsg.). Praxiswissen Gerontologie und Geriatrie kompakt. Band 2. Berlin: de Gruyter.

DRK Schmerz-Zentrum Mainz (2016). Downloads für Ärzte und Psychologen. Verfügbar unter: http://www.drk-schmerz-zentrum.de/mz/06_downloads/6-2_aerzte.php. [Zugriff am 02.03.2016].

Flor, H. (2011). Neurobiologische und psychiologische Faktoren der Chronifizierung und Plastizität. In: Schmerzpsychotherapie (7. Aufl.), S. 89–104. Berlin: Springer.

Goleman, D. (2008). Soziale Intelligenz. Wer auf andere zugehen kann, hat mehr vom Leben. München. Knaur.

Hasseler, M. (2006). Prävention als originäre Aufgabe der Pflege – Kompetenzen, Aufgaben und Zuständigkeiten präventiver Pflegeberufe im internationalen Vergleich. In: Hasseler, M., Meyer, M. Prävention und Gesundheitsförderung – Neue Aufgaben für die Pflege. Gesundheitsförderung und Prävention – Grundlagen und Beispiele. Berliner Schriften. Ev. Fachhochschule Berlin. Hannover: Schlütersche, 35–58.

Hurrelmann, K. (2000): Gesundheitsförderung. Neue Perspektiven für die Pflege. In: Rennen-Allhoff, B.; Schaeffer, D. (Hrsg.): Handbuch Pflegewissenschaft. Weinheim, München: Juventa, 591–607.

Initiative Wege aus dem Schmerz (Hrsg.) (2010). Pain Proposal Wege zur Verbesserung der derzeitigen und künftigen Behandlung chronischer Schmerzen. Verfügbar unter: http://wegeausdemschmerz.de/fileadmin/pdf/EuropaeischesWeissbuchSchmerz.pdf. [Zugriff am 02.03.2016].

Kapfhammer, H.-P. (2010). Psychosomatische Medizin – Geschichte, Definition, Extension, Organisation. Psychiatr Psychother. H 4, S. 216-217. DOI: 10.1007/s11326-010-0133-6

Kickbusch, I. (2003): Gesundheitsförderung. In: Schwart, F.W.; Badura, B.; Busse, R.; Leidl, R.; Raspl, H.; Siegrist, J.; Walter, U.: Public Health. Gesundheit und Gesundheitswesen. 2. Aufl. München, Jena: Urban und Fischer.

Klimmer, M.M. (2015). Schmerzen erkennen – ein mehrstufiges Assessment. Heilberufe/Das Pflegemagazin. H 67. S.42–43.

MDS-Medizinischer Dienst der Spitzenverbände der Krankenkassen e. V. (2014).Qualitätsprüfungs-Richtlinien Transparenzvereinbarung. Grundlagen der Qualitätsprüfungen nach den §§ 114 ff SGB XI in der stationären Pflege. Essen.

Müller, M. (2006). Total Pain. In: Knipping, C. (Hrsg.). Lehrbuch Palliative Care. Bern: Hans Huber, S. 386–393.

Neuweg, H.-G. (1999). Könnerschaft und implizites Wissen – Zur lehrlerntheoretischen Bedeutung der Erkenntnis- und Wissenstheorie Michael Polanyis. Münster: Waxmann.

Naidoo, J., Wills, J. (2003). Lehrbuch der Gesundheitsförderung. Gamburg: Verl. für Gesundheitsförderung

Pelikan, J.M., Schmied, H., Dietscher, C. (2010). Prävention und Gesundheitsförderung im Krankenhaus. In: Hurrelmann, K.; Klotz, T.; Haisch, J. (Hrsg.): Lehrbuch Prävention und Gesundheitsförderung. 3., vollst. überarb. und erw. Aufl. Bern: Huber, 290–301.

Pleschberger, S. (2006). Die historische Entwicklung von Hospizarbeit und Palliative Care. In: Knipping, C. (Hrsg.): Lehrbuch Palliative Care. Bern: Hans Huber, S. 24–29.

Schwarzer, R. (2002). Selbstwirksamkeitserwartungen. In Schwarzer, R., Jerusalem, M., Weber, H. Gesundheitspsychologie von A–Z. Göttingen: Hogrefe, S. 521–524

Schwermann, M. (2014). Schmerz und Schmerzmanagement. In: Fachbereich Pflege und Gesundheit (Hrsg.). Grundlagen der Pflege B. Ethik und professionelle Entwicklung in der Pflege. Schmerz und Schmerzmanagement. Studienbrief 5. Münster: Fachbereich Pflege und Gesundheit.

Schwermann, M. (2016). Schmerzmanagement bei akuten Schmerzen. Leitfaden für die Pflegepraxis. Stuttgart: Kohlhammer.

Sprott, H., Maurer, K. (2012). Chronische Schmerzen in der Praxis – Fragen und Antworten. Bremen: Uni-Med.

Stark, W. (1996): Empowerment. Neue Handlungskompetenzen in der psychosozialen Praxis. Freiburg im Breisgau: Lambertus.

Theunissen, G.; Plaute, W. (1995). Empowerment und Heilpädagogik. Ein Lehrbuch. Freiburg im Breisgau: Lambertus

Thomm, M. (Hrsg.) (2011). Schmerzmanagement in der Pflege. Berlin: Springer.

von Wachter, M.: (2014). Chronische Schmerzen 2. überarb. Aufl. Berlin: Springer.

Zernikow, B. (2010). Deutscher Schmerzfragebogen für Kinder, Jugendliche und deren Eltern (DSF-KJ). Entwicklung und Anwendung eines multimodalen Fragebogens zur Diagnostik und Therapie chronischer Schmerzen im Kindes- und Jugendalter. Schmerz 24:23–37.

Anhang

(Abdruck mit freundlicher Genehmigung des DNQP)

Hochschule Osnabrück
University of Applied Sciences

Deutsches Netzwerk für
Qualitätsentwicklung in der Pflege (Hrsg.)

Auszug aus dem Sonderdruck

Expertenstandard

Schmerzmanagement in der Pflege bei chronischen Schmerzen (2015)

– Auszug –

Der Expertenstandard Schmerzmanagement in der Pflege bei chronischen Schmerzen

Jürgen Osterbrink, Andrea Besendorfer, Axel Doll, Thomas Fischer, Irmela Gnass, Markus Heisel, Bettina Hübner-Möhler, Gabriele Müller-Mundt, Nadja Nestler, Nada Ralic, Erika Sirsch, Monika Thomm & Susanne Wüste

Expertenarbeitsgruppe

Wissenschaftliche Leitung: Univ. Prof. Dr. Dr. h.c. Jürgen Osterbrink, Salzburg

Moderation: Prof. Dr. Martin Moers, Osnabrück, Heiko Stehling, MScN, Osnabrück

Wissenschaftliche Mitarbeit/Literaturanalyse: Nadine Schüßler, MScN, Salzburg, Diplom-Gesundheitswirt Jan Stellamanns, Salzburg

Patientenvertreterin: Susanne Wüste, Lindlar

Präambel zum Expertenstandard Schmerzmanagement in der Pflege bei chronischen Schmerzen

Chronische Schmerzen können für Betroffene tiefgreifende und umfassende Auswirkungen haben, die den Schmerz dauerhaft zum Lebensmittelpunkt werden lassen. Für ca. 12 Millionen Patienten/Bewohner[1] in Deutschland geht chronischer Schmerz einher mit Angst, Bedrohung, Stress und dem Kampf zur Erhaltung eines Min-

1 Da die Begrifflichkeit für die verschiedenen Pflegebedürftigen variabel ist, wird im Weiteren von Patienten/Bewohnern gesprochen. Damit sind gleichermaßen Klienten, Kunden oder Gäste gemeint, wann immer sie professionell-pflegerisch versorgt werden. Zur sprachlichen Vereinfachung und damit zur Verbesserung der Lesbarkeit, wird im Text lediglich eine Geschlechtsform verwendet. Das jeweils andere Geschlecht ist ausdrücklich mit gemeint.

destmaßes an Lebensfreude und –qualität[2]. Erfahrungen von Unter- und Fehlversorgung gehören zu langfristigen Leidensgeschichten mit hohen wenn gleich schwer zu bestimmenden volkswirtschaftlichen Kosten. Pflege im multiprofessionellen Kontext spielt eine zentrale Rolle im erfolgreichen Management chronischer Schmerzen. Dieser Expertenstandard gilt für die professionelle Pflege von Menschen mit chronischen Schmerzen und Tumorschmerzen in allen vorstellbaren pflegerischen Versorgungszusammenhängen.

Als Orientierung jeder Definition von chronischen Schmerzen gilt die Schmerzdefinition der International Association for the Study of Pain (IASP). Die Chronifizierung von Schmerzen wird nicht mehr nur als ein zu einem exakten Zeitpunkt eintretender Zustand diskutiert, sondern der Übergang wird mehr und mehr als fließend und am individuellen Schmerz- und Krankheitserleben ausgerichtet erkannt. Eine kontinuierliche Betrachtung der Kriterien Intensität der Pathologie und Dauer sowie das wechselseitige und dynamische Zusammenspiel physiologischer und psychologischer Faktoren werden als wichtige Besonderheit der Chronifizierung identifiziert. Die Expertenarbeitsgruppe legt Wert darauf, dass pflegerisches Schmerzmanagement stets unter Berücksichtigung des bio-psychosozialen Modells erfolgen muss. Damit ist gemeint, dass die Vermittlung, Förderung und Einnahme einer bio-psycho-sozialen Sichtweise bzw. eines Krankheitsverständnisses sowohl für den Patienten/Bewohner als auch für die an der Behandlung beteiligten Berufsgruppen notwendig ist. Damit rückt die Autonomie des Patienten/Bewohners und deren Förderung in den Mittelpunkt pflegerischen Schmerzmanagements und die multifaktorielle Betrachtungsweise des Phänomens Schmerz stellt die Grundlage für die pflegerische Planung und Handlung dar. Eine Anpassung des pflegerischen Handelns an die Zielgruppe wird beispielsweise bei Menschen mit höherem Lebensalter, mit kognitiven Einschränkungen oder bei Kindern und Früh- und Neugeborenen nötig. Die Abgrenzung von chronisch-tumorbe-

---

2 Deutsche Schmerzliga e. V. (2013). Schwarzbuch Schmerz – Über die Versorgungsrealität von Schmerzpatienten in Deutschland – Fakten und Erlebnisse. Oberursel., S. 1.

dingten zu nicht-tumorbedingten Schmerzen wird in der Literatur kontrovers diskutiert. Zwar zeigen sich in der Versorgung Unterschiede von Menschen mit Tumorschmerzen und chronisch nicht-tumorbedingten Schmerzen, dennoch werden in diesem Standard die Phänomene gleichzeitig angesprochen. Wenn also im Expertenstandard von chronischen Schmerzen die Rede ist, wird darunter der andauernde oder intermittierende Schmerz jedweder Genese verstanden. Unterschiede in der Versorgung werden in der Literaturanalyse und den Kommentierungen der Standardkriterien explizit ausgewiesen.

Dieser Expertenstandard fordert von Pflegefachkräften[3], bei Vorliegen chronischen Schmerzes, eine Unterscheidung zwischen stabiler und instabiler Schmerzsituation vorzunehmen. Herstellung und der Erhalt einer stabilen Schmerzsituation wird sogar als Ziel pflegerischen Schmerzmanagements formuliert. Diese Begrifflichkeit ist an Theorien zu Verlaufskurven-Modellen chronischer Erkrankung und Stress-Bewältigungsmodellen angelehnt. Es gibt zurzeit kein Assessmentinstrument, das dabei unterstützen könnte, die Stabilität einer Schmerzsituation objektiviert einzuschätzen. Es sollten jedoch stets die Elemente Schmerzerleben, Funktionsfähigkeit, Lebensqualität und soziale Teilhabe Berücksichtigung finden. Die folgenden definitorischen Aspekte entstammen einer Sammlung der Experten und dienen in erster Linie dazu, pflegerisches Handeln an individuellen Bedürfnissen und Möglichkeiten des Patienten/Bewohners auszurichten und falsche Hoffnungen zu vermeiden. Die Einschätzung der Stabilität einer Schmerzsituation richtet sich maßgeblich an den Selbstmanagementkompetenzen eines Betroffenen aus. Handelt es sich um einen Patienten/Bewohner mit stark eingeschränkten Selbstmanagementkompetenzen, muss die Schmerzsituationsbe-

3 In dieser Veröffentlichung werden unter dem Begriff »Pflegefachkraft« die Mitglieder der verschiedenen Pflegeberufe (Altenpfleger/innen, Gesundheits- und Krankenpfleger/innen, Gesundheits- und Kinderkrankenpfleger/innen) angesprochen.
Darüber hinaus werden auch diejenigen Fachkräfte im Pflegedienst angesprochen, die über eine Hochschulqualifikation in einem pflegebezogenen Studiengang verfügen.

urteilung anhand von Verhaltensweisen und in enger Abstimmung mit pflegenden Angehörigen und dem multiprofessionellen Team erfolgen.

Eine stabile Schmerzsituation herrscht demnach, wenn

- der Patient/Bewohner mit chronischem Schmerz seine Schmerzsituation subjektiv als akzeptabel und nicht veränderungsbedürftig erlebt.
- Zielkriterien für Stabilität sich konkret an der Lebenswelt des Patienten/Bewohners orientieren und mit dem Patienten/Bewohner ausgehandelt wurden.
- die Kriterien der Stabilität mit dem Patienten/Bewohner unter fachlicher Beratung der Bezugspflegefachkraft ermittelt wurden. Dadurch werden potentielle Bedrohungen der subjektiv stabilen Situation besprochen und antizipiert. Für mögliche Krisen und Komplikationen liegen gemeinsam entwickelte Strategien zur Prävention vor. Angehörige sind in diesen Prozess ebenfalls mit einzubeziehen.

Eine instabile Schmerzsituation herrscht, wenn

- die Schmerzsituation und -linderung dauerhaft nicht einer akzeptablen Situation entspricht.
- gesundheitsbezogene oder alltagsbezogene Krisen auftreten oder noch nicht wieder durch eine akzeptable Situation abgelöst wurden.
- Versorgungsbrüche entstehen, die nicht mit Hilfe von Selbstmanagementkompetenz, familialer oder professioneller Unterstützung überbrückt werden können.
- Komplikationen mit der oder durch die Therapie oder deren Nebenwirkungen auftreten.
- durch die Schmerzsituation eine Einbuße an Lebensqualität, Funktionalität oder sozialer Teilhabe entstanden ist, die nicht mehr dem direkt geäußerten oder mutmaßlichen Willen des Patienten/Bewohners entspricht. Besonders der Prozess der langsamen Verschlechterung des Gesundheitszustandes fordert von Pflegefachkräften, eine regelmäßige kritische Reflektion der Schmerzsituation vorzunehmen.

Anwender dieses Expertenstandards sind Pflegefachkräfte ohne spezielle Weiterbildung im Schmerzmanagement. Sind für die Durchführung spezielle Kompetenzen im Schmerzmanagement nötig, wird dies ausgewiesen. Eine spezielle pflegefachliche Expertise zum Schmerzmanagement bei chronischen Schmerzen erlangen beispielsweise Pflegefachkräfte, die eine Weiterbildung zur Pain Nurse oder zur algesiologischen Fachassistenz absolviert haben. Im Expertenstandard wird deutlich, dass es einige Bereiche des pflegerischen Schmerzmanagements bei chronischen Schmerzen gibt, die ohne eine besondere Expertise zum Thema nicht bewältigt werden können. Die Expertenarbeitsgruppe hat sich dezidiert für diese Vorgehensweise entschieden, weil insbesondere in vorangeschrittenen Stadien chronischer Schmerzkrankheit die Anforderungen an das Assessment sowie die Steuerung und Durchführung der Therapie die Möglichkeiten der regulären Pflegefachkraft überschreiten können. Bestehende Weiterbildungsmöglichkeiten bedürfen hier jedoch einer weiteren Differenzierung für die Anforderungen des Schmerzmanagements bei chronischen Schmerzen im ambulanten Versorgungsbereich, der Abstimmungsprozesse mit niedergelassenen Ärzten sowie für Menschen am Lebensende und Menschen mit psychischen Erkrankungen. Pflegefachkräfte, die in spezialisierten Versorgungseinheiten, wie Schmerzambulanzen oder -kliniken tätig sind, eignen sich im Rahmen von Einarbeitung und Berufserfahrung besonderes Wissen und Kompetenzen an, die ebenfalls bei einer Pflegefachkraft ohne diesen besonderen Erfahrungshintergrund nicht vorausgesetzt werden können.

Grundvoraussetzung für ein erfolgreiches pflegerisches Schmerzmanagement ist die enge Zusammenarbeit mit anderen patientennah tätigen Berufsgruppen. Der Pflegefachkraft kommt in diesem Zusammenhang eine wichtige integrative und koordinierende Aufgabe zu, und zugleich stellen nicht zuletzt die vielen psycho-sozialen Herausforderungen im Umgang mit chronischem Schmerz die Pflegefachkräfte in eine kontinuierliche therapeutische Beziehung zum Patienten/Bewohner. Neben der Pflegefachkraft, die im Schmerzmanagement bei chronischen Schmerzen diesen Expertenstandard anwendet, bestehen außerdem Anforderungen an Mitarbeiterinnen und Mitarbeiter des (Qualitäts-)Managements von Leistungserbringern aller Bereiche, die für ein erfolgreiches Schmerzmanagement unerlässlich sind. Hierzu zählt die Bereithaltung von besonderer pflegerischer Expertise zum

Schmerzmanagement als Rücksprachemöglichkeit für die Pflegefachkräfte, jedoch auch die Einführung oder Anpassung von Verfahrensregelungen für die Zusammenarbeit mit anderen Berufsgruppen. Pflegefachkräfte stehen ohne die Kooperationsbereitschaft durch Allgemeinmediziner und ggfs. Fachärzte oft vor Hindernissen, nicht nur im medikamentösen Schmerzmanagement. Hier sind Einrichtungen, Träger und politisch Verantwortliche gefordert, die Zusammenarbeit unter den Berufsgruppen zu optimieren und an die Forderungen dieses Expertenstandards anzupassen.

Die Empfehlungen dieses Expertenstandards traf die Expertenarbeitsgruppe unter Einbezug einer Analyse relevanter internationaler und nationaler Leitlinien und Guidelines sowie in Einzelfällen auf Basis von Primärliteratur. Viele Empfehlungen mussten jedoch wegen eines Mangels an literaturbasierter Evidenz, die auf die deutsche Versorgungssituation anwendbar wäre, überwiegend auf Basis einer professionellen Expertise getroffen werden. Es ergeht daher die wichtige Aufforderung an die Berufsgruppe der Pflegenden, sich kritisch und systematisch mit dem eigenen Handeln am Menschen mit chronischen Schmerzen auseinanderzusetzen und Forschungsvorhaben sowohl zur Wirkung von Interventionen, als auch auf der Versorgungssystemebene anzustreben und zu unterstützen.

Expertenstandard Schmerzmanagement in der Pflege bei chronischen Schmerzen

Zielsetzung: Jeder Patient/Bewohner mit chronischen Schmerzen erhält ein individuell angepasstes Schmerzmanagement, das zur Schmerzlinderung, zu Erhalt oder Erreichung einer bestmöglichen Lebensqualität und Funktionsfähigkeit sowie zu einer stabilen und akzeptablen Schmerzsituation beiträgt und schmerzbedingten Krisen vorbeugt.
Begründung: Chronischer Schmerz wirkt beeinträchtigend auf die Lebenssituation der Betroffenen und ihrer Angehörigen ein. Durch das Schmerzerleben sinkt die Lebensqualität, wird die Funktionsfähigkeit und die soziale Teilhabe erheblich eingeschränkt und es kann zu gesundheitlichen Krisen aufgrund von Destabilisierungen der Schmerzsituation kommen. Ein individuell angepasstes pflegerisches Schmerzmanagement leistet einen wichtigen Beitrag in der interprofessionell abgestimmten Schmerzbehandlung.

Strukturkriterien	Prozesskriterien	Ergebniskriterien
S1a Die Pflegefachkraft verfügt über aktuelles Wissen und die Kompetenz zur Differenzierung zwischen akutem und chronischem Schmerz und zur systematischen Schmerzeinschätzung. *S1b Die Einrichtung* verfügt über aktuelle, zielgruppenspezifische Assessment- und Dokumentationsmaterialien und sorgt für die Verfügbarkeit von pflegerischen Schmerzexperten.	*P1a Die Pflegefachkraft* erhebt zu Beginn des pflegerischen Auftrags mittels eines initialen Assessments, ob der Patient/Bewohner zu erwartende Schmerzen oder schmerzbedingte Einschränkungen hat und ob vorliegende Schmerzen akut oder chronisch sind. Ist dies nicht der Fall, wird die Einschätzung in versorgungsspezifischen individuell festzulegenden Zeitabständen wiederholt. *P1b Die Pflegefachkraft* erhebt führt bei allen Patienten/Bewohnern mit chronischen Schmerzen ein differenziertes, kriteriengeleitetes Assessment der Schmerzsituation durch und erfasst individuelle Faktoren, die die Schmerzsituation stabilisieren oder destabilisieren können. *P1c Die Pflegefachkraft* informiert bei instabiler Schmerzsituation den behandelnden Arzt und zieht einen pflegerischen Schmerzexperten hinzu.	*E1* Für alle Patienten/Bewohner mit chronischen Schmerzen liegt eine aktuelle, systematische und zielgruppenspezifische Einschätzung der Schmerzsituation vor. Diese stellt handlungsleitende Informationen zur Weiterführung, Ergänzung oder Entwicklung eines individuellen Behandlungsplans zur Verfügung

Strukturkriterien	Prozesskriterien	Ergebniskriterien
S2a Die Pflegefachkraft verfügt über Planungs- und Koordinationskompetenzen bezogen auf das pflegerische Schmerzmanagement bei chronischen Schmerzen. *S2b Die Einrichtung* verfügt über eine interprofessionell gültige Verfahrensregelung zum Schmerzmanagement für Patienten/Bewohner mit chronischem Schmerz.	*P2 Die Pflegefachkraft* beteiligt sich aktiv und gemeinsam mit den an der Versorgung beteiligten Berufsgruppen und dem Patienten/Bewohner unter Berücksichtigung seiner Selbstmanagementkompetenzen an der Entwicklung oder Überprüfung individueller Therapieziele, eines individuellen medikamentösen Behandlungsplans und der Planung nicht-medikamentöser Maßnahmen nach dem individuellen Bedarf des Patienten/Bewohners.	*E2* Ein individueller Behandlungsplan, der die Schmerzsituation, die individuellen Therapieziele und die Selbstmanagementkompetenzen des Patienten/Bewohners berücksichtigt, liegt vor.
S3a Die Pflegefachkraft verfügt über notwendige Informations-, Schulungs- und Beratungskompetenzen. *S3b Die Einrichtung* stellt sicher, dass Information, Schulung und Beratung unter Wahrung personeller Kontinuität umgesetzt werden können und stellt die notwendigen Materialien zur Verfügung.	*P3a Die Pflegefachkraft* informiert, schult und berät den Patienten/Bewohner und ggf. seine Angehörigen in enger Abstimmung mit den an der Versorgung beteiligten Berufsgruppen versorgungsbereichsspezifisch und auf Basis individuell ausgehandelter Ziele zu seiner Schmerzsituation und trägt zur Stärkung seiner Selbstmanagementkompetenzen bei. *P3b Die Pflegefachkraft* zieht bei speziellem Beratungsbedarf einen pflegerischen Schmerzexperten hinzu.	*E3* Der Patient/Bewohner und ggf. seine Angehörigen sind individuell über seine Schmerzsituation informiert, geschult und beraten. Sein schmerzbezogenes Selbstmanagement ist unterstützt und gefördert.

Strukturkriterien	Prozesskriterien	Ergebniskriterien
S4a Die Pflegefachkraft verfügt über aktuelles Wissen zu • medikamentöser und nicht-medikamentöser Schmerzbehandlung, • schmerzmittelbedingten Nebenwirkungen, deren Behandlungsmöglichkeiten und Prophylaxen, • Kontraindikationen, • schmerzauslösenden Faktoren und schmerzvermeidenden Verhaltensweisen. *S4b Die Einrichtung* stellt sicher, dass nicht-medikamentöse und nicht-medikamentöse Maßnahmen umgesetzt werden können.	*P4 Die Pflegefachkraft* • koordiniert die Maßnahmen des multiprofessionellen Teams, • stellt die Durchführung der medikamentösen Maßnahmen sicher, • setzt die pflegerischen nicht-medikamentösen Maßnahmen des Behandlungsplans um, • vermeidet schmerzauslösendes Vorgehen bei pflegerischen Interventionen	*E4* Die pflegerischen Maßnahmen des individuellen Behandlungsplans sind durchgeführt und dokumentiert. Die Maßnahmen des multiprofessionellen Teams sind koordiniert.

Strukturkriterien	Prozesskriterien	Ergebniskriterien
S5 Die Pflegefachkraft verfügt über die Kompetenz, den Verlauf der Schmerzsituation, das Erreichen individueller Therapieziele und die Wirksamkeit der pflegerischen Maßnahmen zu beurteilen.	*P5a Die Pflegefachkraft* beurteilt anlassbezogen und regelmäßig die Wirksamkeit der pflegerischen Maßnahmen und das Erreichen der individuellen Therapieziele. *P3b Die Pflegefachkraft* informiert bei instabiler Schmerzsituation den behandelnden Arzt und zieht einen pflegerischen Schmerzexperten hinzu.	*E5* Eine Verlaufskontrolle und Wirkungsüberprüfung aller pflegerischen Maßnahmen liegt vor. Die pflegerischen Maßnahmen haben zur Stabilisierung der Schmerzsituation und dem Erreichen der individuellen Therapieziele des Patienten/Bewohners beigetragen. Im Falle einer Destabilisierung ist eine Anpassung des Behandlungsplans eingeleitet.

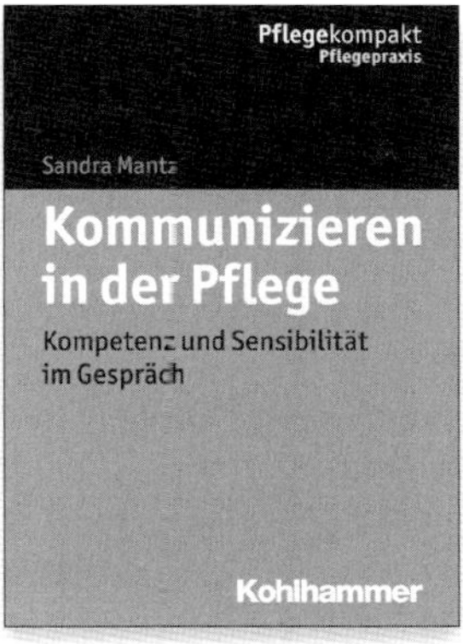

Sandra Mantz

Kommunizieren in der Pflege

Kompetenz und Sensibilität im Gespräch

2016. 181 Seiten,
13 Abb., 3 Tab.
Kart. € 19,–
ISBN 978-3-17-025750-4

auch als EBOOK

Pflegekompakt

Wer pflegt, spricht. Die kommunikativen Anforderungen im Pflegeberuf steigen rasant an, und bringen Pflegende und interdisziplinäre Teams täglich an zeitliche und emotionale Grenzen. Rasch wechselnde, kritische und empfindsame Gesprächspartner fordern von allen am Pflegeprozess Beteiligten in Kliniken und Pflegeeinrichtungen kontinuierliche Gesprächsbereitschaft und kompetente Ansprechpartner in allen Fachgebieten. Dieses Buch sensibilisiert für vorherrschende Denk- und Sprachmuster im Pflegealltag. Gleichermaßen zeigt es Wege auf, eigene Kommunikationsmuster zu reflektieren und sich Schritt für Schritt dem Gesprächsprofi anzunähern. Praxisorientierte Beispiele machen Mut, die bereits innewohnende Ausdruckskraft zu entfalten.

Leseproben und weitere Informationen unter www.kohlhammer.de

W. Kohlhammer GmbH
70549 Stuttgart

150 Jahre
Kohlhammer

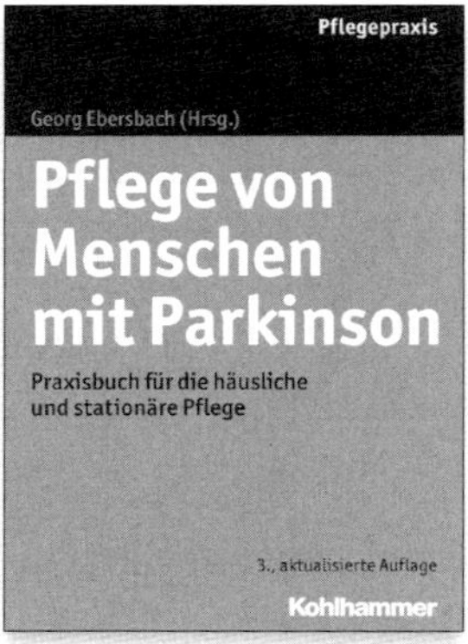

Georg Ebersbach (Hrsg.)

Pflege von Menschen mit Parkinson

Praxisbuch für die häusliche und stationäre Pflege

3., aktual. Auflage 2016
123 Seiten, 30 Abb.,
5 Tab. Kart. € 25,–
ISBN 978-3-17-029751-7

auch als EBOOK

Parkinson ist eine chronische Erkrankung mit einzigartigen Charakteristika und Komplikationen. Dieses Buch schafft Verständnis für die Probleme von Menschen mit Parkinson und vermittelt professionellen Pflegekräften ebenso wie Angehörigen praxisnahe Anleitungen. Neben der speziellen pflegerischen und medizinischen Versorgung werden auch Besonderheiten der Kommunikation, der Ernährung, der psychosozialen Situation und der aktivierenden Behandlung thematisiert.

In der Neuauflage werden aktuelle Trends in der pflegerischen und medizinischen Versorgung ebenso berücksichtigt wie die Veränderungen der sozialen Rahmenbedingungen.

Leseproben und weitere Informationen unter www.kohlhammer.de

W. Kohlhammer GmbH
70549 Stuttgart

150 Jahre
Kohlhammer